DES RÈGLES

DE L'APPLICATION

DU CHLOROFORME

AUX OPÉRATIONS CHIRURGICALES,

PAR

LE Dr C. SÉDILLOT,

Chirurgien principal des armées, professeur à la faculté de médecine, chirurgien en chef de l'hôpital militaire, membre correspondant de l'Institut de France, de l'Académie nationale de médecine, de l'Académie de chirurgie de Madrid, de la Société médico-chirurgicale d'Edimbourg, de la Société de médecine d'Erlangen, de la Société de biologie, de la Société médicale d'Angers, membre de la Société de médecine du Bas-Rhin, etc., officier de la Légion d'Honneur, etc.

Chloroformer est un art qui exige une attention de tous les moments et beaucoup d'habileté et d'expérience.

Toutes les fois qu'on a recours au chloroforme, la question de vie et de mort se trouve posée.

Le chloroforme pur et bien employé ne tue jamais.

Prix : 1 franc.

PARIS,

CHEZ J. B. BAILLIÈRE, RUE HAUTEFEUILLE, 19.

LONDRES,

H. BAILLIÈRE, REGENT STREET, 219.

1852.

DES RÈGLES

DE L'APPLICATION

DU CHLOROFORME

AUX OPÉRATIONS CHIRURGICALES,

PAR

LE Dr C. SÉDILLOT,

Chirurgien principal des armées, professeur à la faculté de médecine, chirurgien en chef de l'hôpital-militaire, membre correspondant de l'Institut de France, de l'Académie nationale de médecine, de l'Académie de chirurgie de Madrid, de la Société médico-chirurgicale d'Édimbourg, de la Société de médecine d'Erlangen, de la Société de biologie, de la Société médicale d'Angers, membre de la Société de médecine du Bas-Rhin, etc., officier de la Légion d'Honneur, etc.

Chloroformer est un art qui exige une attention de tous les moments et beaucoup d'habileté et d'expérience.

Toutes les fois qu'on a recours au chloroforme, la question de vie et de mort se trouve posée.

Le chloroforme pur et bien employé ne tue jamais.

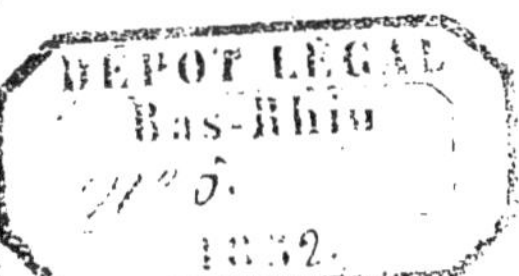

PARIS,

CHEZ J. B. BAILLIÈRE, RUE HAUTEFEUILLE, 19.

LONDRES,

H. BAILLIÈRE, REGENT STREET, 219.

1852.

STRASBOURG, IMPRIMERIE DE G. SILBERMANN.

DES RÈGLES

DE L'APPLICATION

DU CHLOROFORME

AUX OPÉRATIONS CHIRURGICALES.

De nombreux et remarquables travaux ont été publiés depuis quatre années sur l'emploi du chloroforme dans les opérations chirurgicales. Les mémoires de M. SIMPSON, les recherches de MM. FLOURENS, LONGET, JULES ROUX, TOURDES, COZE, MICHEL, etc., le rapport de M. MALGAIGNE, les livres de MM. BUISSON, LACH, CHAMBERT, COURTY, SIMONIN de Nancy, etc., les communications académiques et les discussions qui en sont résultées; d'innombrables articles de journaux attestent l'importance de cette question. Quoique les faits de chloroformisation se comptent par milliers, on n'est pas parvenu à en dégager une doctrine générale et à mettre un terme aux doutes et aux hésitations qui compromettent encore aujourd'hui l'usage des anesthésiques. Les assertions les plus contraires rencontrent des défenseurs convaincus, et l'on déplore une confusion si regrettable et les malheurs qui en résultent. Nous n'osons pas espérer voir la fin de ces longs et difficiles débats, mais nous n'aurons rien négligé pour en hâter le moment, et l'on nous pardonnera de revenir encore sur quelques points en litige, dont la *Gazette médi-*

cale de Strasbourg, la *Gazette des Hôpitaux*, l'*Union*, le *Bulletin de thérapeutique*, etc., et la Société de chirurgie se sont dernièrement occupés.

Quelle est la période anesthésique la plus favorable aux opérations chirurgicales? La discussion soulevée au sein de la Société de chirurgie de Paris, sur l'usage du chloroforme [1], nous paraît avoir tranché la

---

[1] Nous rapporterons ici le compte-rendu de cette discussion publié dans la *Gazette des hôpitaux civils et militaires*, du 4 novembre 1851, par le savant et zélé secrétaire de la Société, M. le docteur DEMARQUAY. C'est pour moi une heureuse occasion de remercier les honorables membres de cette Société déjà renommée par l'importance, le nombre et la continuité de ses travaux, de l'accueil plein de bienveillance qu'ils ont bien voulu me faire. Mon seul regret a été de n'avoir préparé aucune communication plus digne de leur être soumise, et de n'avoir eu à leur offrir que des mémoires déjà imprimés, auxquels j'ai pu seulement ajouter quelques mots de développement et d'explication.

M. SÉDILLOT s'exprime ainsi :

« Depuis que l'usage des anesthésiques a été introduit dans la « pratique chirurgicale, des communications nombreuses ont été « faites à l'Académie des sciences, à l'Académie de médecine; « des commissions ont été nommées pour examiner tous les travaux « qui ont été adressés à ces corps savants. Jusqu'à ce jour, au- « cun rapport n'a été fait; il pourrait être réservé à la Société « de chirurgie, composée de praticiens instruits et distingués, d'é- « voquer la question et de la juger au point de vue pratique.

« Si j'en crois un journal de médecine, un grand nombre de nos « confrères emploient le chloroforme de telle façon qu'il cesse « d'être utile au malade et au chirurgien, sous le prétexte d'éviter « les dangers qui peuvent être attachés à l'anesthésie complète. « Dans une lettre adressée à M. AMÉDÉE LATOUR, je me suis ins- « crit en faux contre cette doctrine, et je n'ai pas craint d'avancer « que cet agent, convenablement administré à l'état de pureté, « ne tue jamais, l'action en fût-elle longtemps prolongée.

« J'ai pu le donner sans danger pendant deux heures; et, en

plupart des dissidences relatives au choix de la période anesthésique la plus favorable aux opérations chirurgi-

---

« Angleterre, M. SIMPSON l'a administré pendant vingt-quatre « heures, et a trouvé des imitateurs. Quand le chloroforme déter- « mine des accidents, c'est qu'il est impur ou qu'il a été mal ad- « ministré.

« Les malades ne se soumettent pas à une opération et à l'ac- « tion du chloroforme sans une vive anxiété ; il faut les rassurer, « agir avec lenteur et les habituer à l'odeur des anesthésiques. En « versant quelques gouttes seulement de chloroforme sur le mou- « choir dont je me sers et le maintenant à une certaine distance du « malade, on voit ce dernier se calmer peu à peu ; la respiration, « ordinairement précipitée par la crainte, se régularise ; on évite « la toux et les spasmes, et lorsque la confiance a reparu, on im- « bibe largement le mouchoir et on précipite l'anesthésie.

« Nous jugeons dangereux de forcer le malade à respirer seule- « ment par la bouche, parce que nous avons rencontré plusieurs « personnes dont la respiration devenait extrêmement gênée dès « qu'on interceptait le passage de l'air dans les narines, et cette « gêne aurait certainement été portée à un degré dangereux si à « cette cause on eût encore ajouté l'irritation et le spasme, résul- « tant souvent des vapeurs chloroformiques.

« Nous évitons généralement la période d'excitation, qui nous « a paru plus fréquente chez les hommes adonnés aux boissons « alcooliques.

« J'attends toujours, pour commencer les opérations, que la « résolution musculaire soit obtenue et que les malades n'exé- « cutent aucun mouvement sous l'action des instruments.

« Agir autrement me paraît irrationnel, car on se prive du plus « grand bénéfice des anesthésiques, l'immobilité des opérés, et « l'on ne se met pas à l'abri des accidents, puisqu'on a vu la mort « survenir dès les premières aspirations du chloroforme.

« *Discussion*. M. MAISONNEUVE : Je crois que M. SÉDILLOT a « été mal renseigné relativement à l'emploi du chloroforme, au « moins à Paris. Il est vrai qu'ici plusieurs chirurgiens haut placés « se hâtent d'opérer avant que le malade soit arrivé à la période de « résolution, se laissent effrayer par les spasmes et l'agitation qui « surviennent chez tous ou presque tous les malades pendant la

cales. Deux doctrines étaient en présence. L'une, soutenue par l'*Union médicale*, se formulait ainsi : « L'anesthésie

---

« première période. Quant à moi, je crois qu'il ne faut opérer que « lorsque cette première période est passée et que les malades res« pirent largement. C'est d'ailleurs, je le sais, la pratique géné« ralement suivie par la Société de chirurgie.

« M. SÉDILLOT : C'est avec une grande satisfaction que j'entends « M. MAISONNEUVE se déclarer partisan de l'anesthésie complète ; « mais je crois qu'il n'a pas accordé assez d'importance aux nom« breuses dissidences qui se sont révélées à cet égard. Un des dan« gers que j'avais annoncés est arrivé, et l'on a vu dans un hôpital « un amputé du bras s'échapper des mains des chirurgiens avant « la ligature des artères, et il a fallu le poursuivre et le saisir pour « achever l'opération.

« Je nie que la période d'irritation se montre chez tous les ma« lades ou chez la plupart des malades. L'excitation signalée par « M. MAISONNEUVE survient plus particulièrement, il est vrai, « chez les hommes habitués aux alcooliques.

« M. CHASSAIGNAC : Je n'applique l'instrument tranchant sur des « tissus vivants qu'autant que la chloroformisation est complète. « J'ai soin que le chloroforme que j'emploie soit pur ; j'attache sur« tout, pendant la chloroformisation, une grande importance au « pouls. Je n'ai point examiné la respiration avec autant de soin « que M. SÉDILLOT. Je préfère faire respirer les malades par les « narines plutôt que par la bouche. Je crois que de la sorte l'ac« tion du chloroforme est plus prompte et que le malade est plus « à l'abri des spasmes.

« M. SÉDILLOT : La période d'excitation, ainsi que je le disais « il y a un instant, manque le plus souvent ; mais lorsqu'elle sur« vient, il faut néanmoins continuer l'action du chloroforme, mais « avec beaucoup de prudence. On peut, dans quelques cas, amener « la résolution en faisant faire quelques larges inspirations si la « respiration n'est pas gênée ; autrement il est plus prudent d'at« tendre un moment et de reprendre la chloroformisation quand « l'agitation commence à cesser.

« M. GUERSANT : J'emploie beaucoup le chloroforme chez les « enfants, soit comme moyen d'examen et de diagnostic, soit dans « le but d'amener l'insensibilité nécessaire aux opérations. Je vois

« ne dépassant pas la période d'excitation, laisse aux ma-
« lades la faculté de parler, de se mouvoir, et même de

« très-rarement la période d'excitation survenir, et je n'opère, « comme la plupart de mes collègues, que lorsque l'insensibilité « est complète.

« M. AM. FORGET : Je m'élève contre la formule trop générale de « M. SÉDILLOT : Le chloroforme ne tue jamais. Cette formule est « en opposition avec les faits. Pour être admis à dire que l'on peut « donner le chloroforme sans danger, il faudrait pouvoir donner la « mesure de l'agent anesthésique que l'on peut administrer à chaque « individu en raison de son idiosyncrasie.

« Malgré la pureté du chloroforme il peut arriver des accidents, « et je citerai tout de suite ce qui récemment est arrivé à M. RI-« GAUD, qui pratique la chirurgie sur le même terrain que M. SÉ-« DILLOT, et qui emploie le même chloroforme. Peut-on opérer, « dans la période d'excitation, avant que l'éthérisation soit com-« plète? Les expériences physiologiques qui démontrent qu'à cette « époque la sensibilité est abolie, répondent d'une manière affir-« mative. MM. VELPEAU, SIMONIN, d'autres chirurgiens et moi-« même avons opéré durant cette période sans danger pour le « malade.

« M. SÉDILLOT : La formule par laquelle j'exprime ma pensée, « relativement à l'application du chloroforme, me paraissait trop « inattaquable, puisqu'elle comprend les questions de durée et « d'indication. On parle de la durée de l'emploi de l'agent anes-« thésique ; mais cette durée est indéterminée.

« Tant que l'individu respire bien, le chloroforme peut être « donné. On me dit encore, on tue avec le chloroforme. Sans « doute, on tue ; mais ce n'est pas le chloroforme qui donne ce « triste résultat, c'est sa mauvaise application. Les expériences « physiologiques auxquelles on faisait allusion ont sans doute beau-« coup de valeur, mais il ne me paraît pas inutile de rappeler que « la clinique, dans des sujets de ce genre, est le dernier terme de « l'observation, et que ses expériences l'emportent sur celles pra-« tiquées sur des animaux.

« Quant aux accidents relatés par un de mes collègues, je ne « pourrais ni ne voudrais avoir à m'en occuper.

« J'ai publié dans mon mémoire l'observation d'un malade qui

« conserver une certaine lucidité dans les idées, tout en « émoussant assez la sensibilité pour leur ôter tout sou- « venir de l'action des instruments et pour remplir lar-

---

« avait été en danger de succomber, mais dans ce cas le chloro- « forme fut mal administré. C'est assez dire que d'autres que « moi ont dû rencontrer de pareils faits.

« Doit-on opérer un malade pendant la période d'excitation, « quand l'individu crie, chante, s'agite ? Eh bien ! non. Le chloro- « forme ainsi appliqué perd ses deux avantages : l'immobilité et « l'insensibilité complète, résultats immédiats d'une bonne chlo- « roformisation.

« Autrefois, à cause de la douleur, le chirurgien sacrifiait un « peu la sûreté à la dextérité, maintenant c'est la rapidité qu'il « faut sacrifier à la sûreté. L'emploi du chloroforme permet au chi- « rurgien de pratiquer des opérations qu'il ne faisait point autre- « fois. Mais c'est à la condition d'obtenir un repos et une immobi- « lité complets qui permettent au chirurgien d'agir avec une grande « sûreté.

« M. Huguier : Au point de vue médico-légal, la proposition de « M. Sédillot peut être la source de graves inconvénients pour le « chirurgien, si l'on admet que le chloroforme ne tue jamais ; car, « comme des accidents mortels sont survenus, et qu'ils peuvent se « reproduire, il en résulte que le chirurgien sera poursuivi et sou- « vent condamné. La question du chloroforme n'est point encore « complétement jugée ; les chirurgiens ne sont d'accord ni sur la « manière de l'administrer, ni sur la dose, ni sur la durée de son « application. Eh bien ! en présence de ces incertitudes, doit-on « toujours pousser l'administration des anesthésiques jusqu'à la « résolution ? Sans doute, il importe souvent de le faire ; mais à « quoi bon aller si loin lorsque l'opération est facile et ne doit du- « rer qu'un instant ?

« M. Giraldès : Les accidents qui surviennent pendant l'anes- « thésie peuvent être rapportés au chloroforme et à son mode « d'administration.

« Depuis que je suis les règles de chloroformisation indiquées « par le professeur de Strasbourg, je vois moins souvent survenir « la période d'excitation. Je suis parfaitement de l'avis de M. Sé- « dillot, qu'il ne faut point opérer pendant cette période. Les

« gement le but qu'on se propose, celui de soustraire l'hu-
« manité aux tortures d'une opération [1]. »

L'autre, que nous défendons depuis quatre années,

« malades s'agitent, s'échappent et, tout en courant de graves « dangers eux-mêmes, peuvent compromettre le chirurgien.

« M. Sédillot : Je n'admets pas qu'une question judiciaire « puisse être opposée à la vérité. Nous nous trompons tous, et le « plus sage est celui qui fait le moins de fautes. La magistrature, « en France, sait, en général, sainement juger les cas qui lui sont « soumis, et il ne faut peut-être pas que les hommes de l'art « soient absolument libres de tout faire sans aucune responsabilité. « J'ajoute, en terminant, que je n'ai pas vu de malades réfractaires « au chloroforme, et qu'il ne m'est jamais arrivé d'accident.

« Cette discussion dans laquelle la plupart des membres de la « Société se sont hautement déclarés les partisans de l'anesthésie « complète, aura, j'espère, une heureuse influence sur la pra- « tique chirurgicale, en lui inspirant plus de sécurité et en la ra- « menant aux conditions rationnelles et efficaces de l'emploi des « anesthésiques.

« Le secrétaire de la Société de chirurgie,
« Dr Demarquay. »

[1] MM. Richelot, Chereau et Am. Forget ont cherché à répandre cette doctrine qui représente, comme l'a publié M. A. « Latour, les opinions et les idées du comité de rédaction de « l'*Union médicale*, sur l'emploi des anesthésiques » (voy. l'*Union médicale* du 11 novembre 1851). Je ne reviendrai pas sur les raisons par lesquelles je l'ai combattue. Ma lettre à ce sujet, adressée à M. A. Latour, a été imprimée dans le numéro de septembre de la *Gaz. méd. de Strasbourg* et a été reproduite dans le numéro du 15 octobre 1851 du *Bulletin général de thérapeutique*.

Je ferai seulement ici quelques mots de réponse à une inculpation assez sérieuse, mais, je crois, très-peu fondée, dirigée contre moi par M. Latour. « La lettre du professeur de Stras- « bourg, dit-il (voy. l'*Union médicale* du 11 novembre), n'a « pas été publiée par l'*Union médicale*, parce que le rédacteur « en chef de ce journal croit que les hommes de la presse ne « sont pas encore tout à fait exclus du droit aux égards et aux

consiste à porter l'anesthésie jusqu'à la résolution musculaire et au complet anéantissement de toute sensibilité. Nous avons fait remarquer l'importance capitale de l'immobilité et nous avons objecté contre la méthode contraire l'impossibilité de toute opération longue et délicate sur des êtres privés de leur raison et se débattant entre les mains du chirurgien et de ses aides. Nous avons contesté les bienfaits du chloroforme pour les malades qui jettent des cris de souffrance sous l'action des instruments, quoiqu'ils n'en conservent pas toujours le souvenir; la conscience des actes subis est alors troublée et pervertie, mais la sensibilité persiste. On n'aurait même

---

« convenances et qu'il ne permettra jamais qu'on s'en écarte en« vers ses honorés collaborateurs. »

Je suis, on le voit, nettement accusé d'avoir manqué d'égards et de convenances envers M. Chereau, et j'aurais été très-désireux d'apprendre au moins les motifs de ce reproche. J'ai le bonheur de vivre dans de bons rapports avec la plupart de mes confrères et d'être sans hostilité déclarée vis-à-vis d'aucun d'eux. Ce serait donc bien malgré moi que j'aurais blessé la susceptibilité de M. Chereau, et il est certain que je me serais empressé de donner toute satisfaction à ses légitimes réclamations, s'il me les avait adressées. Je n'ai pas l'honneur de le connaître et je suis resté, dans ma discussion, sur le terrain le plus scientifique. La première phrase de ma lettre n'avait rien d'offensif; j'y disais : « Monsieur le rédacteur, un de vos habiles collaborateurs, M. le « docteur Chereau, a publié, etc. » J'ai relu et pesé les termes dont je me suis servi; je n'en ai pas trouvé un seul de blessant, et ce jugement a été partagé par ceux de mes amis que j'ai consultés. Serait-ce que j'ai adressé ma lettre à M. Latour ? Il s'agissait d'une question purement chirurgicale où mon seul juge véritable était le public. Acceptant la discussion, je devais désirer la voir continuer dans le journal où elle commençait, et je m'adressais naturellement à son rédacteur en chef. M. Latour m'accuse-t-il pour avoir publié ma lettre dans la *Gazette médicale de Strasbourg?* Je ne verrais pas là un manque de conve-

pas l'espérance en agissant ainsi d'éviter le danger, puisque la plupart des cas de mort sont arrivés très-vite et sous l'influence de quelques inhalations seulement, si l'on en croit les observations qui ont été publiées.

Quelques-uns des accidents que nous avions prévus et annoncés à nos adversaires se sont réalisés entre leurs mains.

On a vu dans un hôpital un amputé du bras, incomplétement chloroformé, se sauver tout sanglant au travers des salles avant la ligature des artères. MM. Maisonneuve, Chassaignac, Guersant, Giraldès ont déclaré qu'ils plongeaient constamment leurs malades dans un état de véri-

---

nances et d'égards envers M. Chereau, dont l'amour-propre ne pouvait être offensé qu'on propageât ses opinions, s'il les croyait justes et fondées.

Je m'imaginerais plutôt que la publicité donnée à ma lettre a mécontenté M. Latour, qui se servirait ici du nom de M. Chereau pour couvrir sa propre susceptibilité; mais cet honorable confrère ne serait-il pas encore ici dans son tort? Je lui ai envoyé ma lettre manuscrite le 15 ou le 16 novembre, et la *Gazette médicale de Strasbourg* n'a paru officiellement que le 20 et n'est pas arrivée à Paris avant le 23 ou le 24. M. Latour l'a donc lue avant personne, et tout était politesse de ma part, car j'avais parfaitement le droit de lui faire parvenir un exemplaire imprimé de mon travail, et je ne sache pas que cette manière de faire ait jamais été défendue; pour mon compte je la trouverais très-acceptable et régulière. Je ne l'ai pas fait néanmoins, et si quelqu'un avait le droit de se plaindre, ce serait moi, il me semble, qui n'ai pas reçu signe de vie de M. Latour. J'ai attribué cette négligence à des motifs parfaitement excusables et n'y ai fait aucune attention.

En attendant que M. Latour s'explique, s'il le juge convenable, je repousse hautement ses reproches de manque d'égards et de convenances et je crois qu'il s'est écarté de la réserve et du bon goût qui lui sont habituels, en me les adressant légèrement.

table résolution musculaire, et que telle était la pratique de presque tous les chirurgiens de Paris.

Cette opinion a paru si peu controversable que M. Ed. Laborie, rédacteur de l'*Union*, l'a reproduite, quoiqu'elle fût l'éclatante condamnation de la doctrine de son journal. «Quant à la manière, dit-il, dont M. Sédillot a jugé « l'emploi du chloroforme dans les hôpitaux de Paris, nous « dirons avec M. Maisonneuve qu'il s'est trompé sur le « plus grand nombre des chirurgiens. Il en est peu, en « effet, qui s'arrêtent à la période d'excitation. Mais nous « devons reconnaître que cette pratique est bien, en effet, « celle suivie dans quelques services.» (Voy. l'*Union* du 25 octobre 1851.)

N'est-il pas curieux de me voir taxé d'erreur par l'*Union*, pour avoir cru à ses assertions et les avoir supposées vraies?

M. Chereau, c'est-à-dire M. Latour et le comité de rédaction avaient déclaré que la pratique française évitait les accidents en ne dépassant pas la période de réaction, et il se trouve qu'à Paris même, dans la ville qu'ils habitent et où ils observent, la généralité des chirurgiens repousse cette méthode. On se demande si tout cela est sérieux et digne d'un journal qui jouit d'une légitime autorité.

Voilà donc un fait acquis; à Paris, comme à Londres, comme à Berlin, etc., la majorité des chirurgiens porte l'anesthésie jusqu'à la résolution musculaire et jugerait imprudent d'opérer un malade au milieu d'une agitation dangereuse, propre à diminuer au lieu de l'accroître la sûreté et la puissance de notre art.

M. Huguier s'est rangé du même avis pour tous les cas où l'on pratique des opérations longues et difficiles; mais il admet que l'anesthésie peut être plus légère s'il s'agit d'une opération instantanée. Cette opinion est juste, si l'on est parvenu, comme nous l'obtenons ordinairement, à prévenir toute excitation et qu'il n'y ait qu'un coup de bistouri à donner.

On opère dès que le malade a les yeux convulsés et a perdu conscience. Peu importe que l'action de l'instrument provoque un mouvement dès que ce mouvement est sans danger. Le chirurgien n'a pas ici recours au chloroforme pour rendre ses procédés plus sûrs, éviter de profondes souffrances et l'ébranlement fâcheux qui pourrait en résulter. C'est une simple concession à la volonté du malade, et le but est rempli dès que le sentiment de la douleur échappe aux souvenirs. On pourrait agir de la même manière dans le cas où existerait quelque contre-indication à une anesthésie prolongée, mais ce serait un fait exceptionnel. Si le malade s'agitait et qu'on n'ait pu le préserver de la période d'excitation, l'homme de l'art aviserait, et s'il n'était pas sûr de sa main, il devrait, comme l'a sagement soutenu M. GIRALDÈS, attendre un degré plus complet d'anesthésie.

De l'innocuité du chloroforme. Une seconde question d'une haute importance est celle du degré d'innocuité du chloroforme

Dans ma lettre à M. LATOUR (*Gazette médicale de Strasbourg*, septembre 1851), j'avais écrit ces mots. *Le chloroforme pur et bien employé ne tue jamais.* Cette proposition un peu absolue, je l'avoue, mais que je n'abandonne pas, a été vivement attaquée. M. DE CASTELNEAU l'a fait en toute sincérité dans le numéro de son journal où se trouvait le compte-rendu de la Société de chirurgie, par M. DEMARQUAY, et les éléments du jugement ont été loyalement soumis aux lecteurs. (Voy. la *Gazette des Hôpitaux* du 4 novembre 1851 et la note de la p. 4.)

L'*Union médicale*, qui n'avait pas jugé à propos de défendre sa doctrine, a subitement retrouvé la parole, et par une volte-face savante s'est placée parmi les agresseurs. Je ne peux que l'en remercier. Le triomphe de la vérité est mon seul but, et je voudrais enfin voir les chirurgiens s'accorder entre eux sur une question qui domine aujourd'hui la pratique de notre art et réclame une prompte solution. Déjà de grandes craintes, justifiées en apparence par des exemples malheureux, ont intimidé de nombreux confrères. Quelques-uns ont renoncé au chloroforme, et les hommes si distingués qui sont à la tête du magnifique hôpital de Lyon, n'en font plus usage.

Ce sont là de graves avertissements, et nous douterions presque de l'admirable découverte des anesthésiques, si nous n'en réalisions chaque jour les avantages.

Qui a tort ou a raison? C'est ce que nous voulons examiner.

Le mot *innocuité*, appliqué au chloroforme, mérite d'être bien spécifié, si l'on veut éviter des controverses interminables.

Le chloroforme est une substance dont les inspirations prolongées entraînent inévitablement la mort. Voilà ce qu'il faut comprendre et accepter, et c'est dans cette conviction que j'ai sans cesse répété depuis 1848 : *Toutes les fois qu'on a recours au chloroforme, la question de vie et de mort se trouve posée.*

Le seul reproche que j'aie adressé au remarquable rapport de M. le professeur MALGAIGNE est d'avoir voulu mettre le chloroforme hors de cause[1]. C'était inspirer aux

[1] Je citerai ici ma communication à l'Académie de médecine, parce qu'elle représente toutes mes opinions actuelles qu'une expérience journalière de quatre années n'a fait que confirmer. Les seules modifications que l'observation m'ait révélées, portent sur quelques détails d'application.

« *Rapport sur le chloroforme.* M. Sédillot, correspondant à « Strasbourg, se trouvant momentanément à Paris, demande à « présenter quelques observations sur le rapport que l'Académie « vient d'entendre.

« Messieurs, je profiterai du moment d'attention que veut bien « m'accorder l'Académie pour exposer quelques réflexions sur le « rapport de M. Malgaigne.

« Je commence par déclarer qu'à mes yeux le chloroforme em« ployé comme moyen d'insensibilité pendant les opérations chi« rurgicales, est une des plus belles et des plus précieuses con« quêtes de notre art. Je n'en mets donc pas en doute les avan« tages, et je ne crois pas qu'il soit donné à personne d'en faire « abandonner aujourd'hui l'usage.

« La vérité est le premier devoir des corps savants, et il ne me « paraît nullement nécessaire de transiger avec elle pour faire ac« cepter un agent d'une efficacité merveilleuse, mais d'une appli« cation très-délicate et remplie de périls entre des mains inexpé« rimentées, inattentives ou téméraires.

« Des accidents graves ont eu lieu; des malades sont morts « plus ou moins subitement après avoir inspiré du chloroforme. « C'étaient là des résultats que nous avions prévus et annoncés dans « nos précédentes publications. Votre rapporteur a cherché à les « expliquer en partie par des causes fortuites et indépendantes de « l'action de la substance anesthésique. Nous ne partageons pas « cette opinion. Nier ou méconnaître un danger ne suffit pas pour « le supprimer; ce serait favoriser pour ainsi dire de nouveaux ac« cidents par une confiance mal fondée.

« Il nous semble impossible de contester l'évidence des effets ex« cessivement énergiques du chloroforme. Cet anéantissement de « toute vie de relation, cette cadavérisation apparente, cet arrêt « successif des fonctions les plus essentielles à la continuation de « l'existence, sont des phénomènes constants, mille fois observés;

praticiens une confiance dangereuse, comme les faits ulté-

«faites un pas de plus, et la mort définitive, irrémédiable, est «sous vos yeux et défie toutes vos ressources.

«Comment donc proclamer l'innocuité d'un pareil agent, et vou-«loir le défendre des accidents observés? En thèse générale, on «ne réussirait pas à donner le change au sentiment public. On dira «en vain que ce sont des morts subites, comme on en rencontre «chaque année un certain nombre; personne ne le croira.

«Ce n'est pas que j'accuse en aucune manière ceux dont les ma-«lades ont succombé; ils se sont trouvés dans des conditions ex-«ceptionnelles; ils ont rencontré des susceptibilités individuelles «toutes particulières; ils ont été malheureux. Mais pour rassurer «l'opinion et éviter de pareils exemples, il faut prouver qu'on «peut prévoir toutes les éventualités fâcheuses et y parer par des «moyens appropriés. C'est de cette manière que j'avais abordé ce «redoutable problème dans mes publications sur le chloroforme. «Toutes les fois, ai-je dit, qu'on a recours à cet agent, la question «de vie et de mort se trouve posée, mais on parvient à la résoudre «d'une manière favorable en suivant des règles que j'ai signalées.

«Je n'ajouterai plus qu'un mot à ce sujet pour démontrer la «réalité de l'imminence du danger.

«Je fais ici un appel à la bonne foi de tous les chirurgiens dont «la pratique est active. Il me paraît impossible qu'ils n'aient pas «éprouvé les atteintes de cruelle angoisse dont j'ai été plusieurs «fois frappé. Je n'ai eu, jusqu'à présent, aucun accident à déplo-«rer sur plus de cent opérations dont j'ai publié les observations, «mais j'ai plusieurs fois frémi au doute de n'avoir plus entre les «mains qu'un cadavre. Ce doute terrible montre assez que le dan-«ger n'est pas imaginaire, et qu'on doit être extrêmement attentif «à le conjurer.

«Je voudrais aborder immédiatement l'étude des précautions à «prendre contre les dangers des inspirations chloroformiques; «mais j'examinerai auparavant le jugement porté par M. Mal-«gaigne sur les causes de la mort des animaux que j'avais sou-«mis à l'action du chloroforme.

«Est-il vrai que les deux chiens qui périrent sous mes yeux suc-«combèrent simplement à une asphyxie indépendante des effets «anesthésiques? Je ne l'admets pas. Voici comment les faits eurent

rieurs ne l'ont que trop manifestement prouvé. M. Flou-

« lieu, et ils étaient de nature à produire une profonde impression « sur tous ceux qui en furent témoins.

« M. **Simpson** m'avait envoyé depuis peu de temps sa brochure, « et nous nous livrions à de nombreuses expériences. Nous avions « souvent déjà cadavérisé des chiens, en leur plongeant la tête dans « un vaste bocal en verre, de la contenance de six à sept litres, « et dans lequel on versait quelques grammes de chloroforme. « Chaque fois les animaux avaient rapidement recouvré le libre « exercice de leurs fonctions, et n'avaient aucunement paru in- « commodés.

« Voulant initier à ces résultats les élèves de ma clinique, je ré- « pétai devant eux l'expérience. Deux chiens offrirent en une mi- « nute et quelques secondes une résolution musculaire complète. « On les plaça sur le sol à l'air libre, après avoir constaté que les « inspirations étaient très-accélérées et les battements du cœur « encore très-forts. Chacun croyait voir les deux chiens se relever « bientôt, comme nous avions annoncé en avoir été maintes fois « témoin; mais il n'en fut rien, et malgré divers moyens d'excita- « tion, la respiration cessa, le cœur ne fut plus senti, les animaux « étaient morts.

« M. **Malgaigne** assure qu'il y a eu asphyxie. Sans aucun « doute la respiration avait été primitivement gênée par l'impres- « sion irritante du chloroforme; mais ce ne fut pas l'unique cause « de la mort.

« Tout le monde sait que l'asphyxie ordinaire cesse assez fa- « cilement lorsqu'on rend aux poumons un air pur avant que « l'acte respiratoire ait été complétement suspendu. Or, la respi- « ration des deux animaux dont nous rapportons l'histoire était « très-active et précipitée au moment où on les exposa à l'air « ambiant, et la terminaison funeste ne doit pas être attribuée à « l'asphyxie, mais à l'action plus profonde et plus générale du « chloroforme, paralysant les nerfs respiratoires et en annihilant « les fonctions, comme cela résulte des expériences de MM. **Flou- « rens**, **Longet**, **Tourdes**, de Strasbourg, etc.

« M. **Malgaigne** veut que l'on mêle toujours aux vapeurs du « chloroforme une assez grande quantité d'air pour préserver des « accidents. C'est là un précepte vague et insuffisant. Quelles se- « ront les proportions de ce mélange, et que deviendront les sus-

RENS avait hautement signalé le péril, et nous l'avions,

« ceptibilités individuelles ? Ne faudrait-il pas commencer par éta-
« blir par expérience et par l'observation clinique qu'un mélange
« déterminé d'air et de chloroforme, pouvant produire l'insensibi-
« lité, est dans tous les cas incapable d'occasionner des acci-
« dents.

« Je n'hésite pas à dire qu'une pareille démonstration est impos-
« sible, en raison des idiosyncrasies, et parce que la persistance
« des inspirations chloroformiques, susceptibles d'amener la réso-
« lution des muscles, déterminerait infailliblement la mort après
« un temps assez prolongé.

« Il nous paraît donc indispensable de procéder autrement, et
« nous avons soumis toutes les règles de l'application chlorofor-
« mique à deux indications capitales.

« La première est de toujours maintenir la liberté et la régula-
« rité de la respiration, la seconde est de suspendre par intervalles
« les inspirations du chloroforme avant l'apparition d'une résolu-
« tion musculaire complète, afin de rester en mesure de n'en pas
« exagérer dangereusement les effets.

« Nous entrerons dans quelques explications à cet égard.

« Tous ceux qui ont été témoins de l'emploi du chloroforme
« savent avec quel défaut de précautions on y procède quelquefois.
« On place l'appareil sur le nez et la bouche du malade, ou seu-
« lement sur la bouche, et on l'y maintient assez souvent de force
« dans les premiers moments. Un peu plus tard, et pendant la
« prostration musculaire, on s'occupe de l'opération sans faire
« grande attention à l'état de la respiration, et j'ai vu des malades
« que l'on étouffait littéralement.

« Ces remarques sont d'autant plus importantes, que la respira-
« tion est ordinairement gênée sous l'influence des premières ins-
« pirations du chloroforme. Il y a parfois un peu de toux, des
« spasmes de la glotte, une contraction laryngée insurmontable ;
« la face devient turgescente, les yeux s'injectent, les jugulaires
« sont dures et saillantes, la tête se renverse en arrière, puis le
« malade pâlit. Tous ces graves symptômes dépendent d'un arrêt
« de la respiration : enlevez l'appareil, rendez de l'air pur, et vous
« les verrez se dissiper.

« La mort par asphyxie peut arriver de cette manière, et la règle
« que nous avons posée est de suspendre toujours l'action du chlo-

« roforme dès que la respiration ne s'exécute plus avec une par-
« faite régularité.

« Il ne serait pas sérieux de soutenir que la mort par asphyxie « ainsi provoquée ne dépendrait pas du chloroforme : ce serait un « argument beaucoup trop savant ; mais il est très-facile, comme « on le comprend, de prévenir toute imminence primitive d'as- « phyxie. Quelques personnes ont prétendu que l'anesthésie était « elle-même un résultat d'asphyxie. Cette doctrine me paraît in- « soutenable.

« L'insensibilité peut être prolongée pendant plus d'une heure « sans accidents ; comment se rendre compte d'une telle innocuité « dans la supposition d'une asphyxie ?

« Une autre objection consiste, comme l'a remarqué votre rap- « porteur, dans la persistance de la coloration rouge du sang ar- « tériel.

« J'ai fait souvent constater ce fait à mes cliniques. Le sang sor- « tait parfaitement rouge des artères de malades plongés dans un « état complet d'insensibilité, et si ce liquide devenait noir, c'était « par obstacle momentané à la respiration ou par suite d'un emploi « trop prolongé de l'agent anesthésique, et il suffisait de rendre « aux poumons un air pur, pour ramener la coloration du sang, « sans retour concomitant de la sensibilité.

« J'arrive maintenant à la deuxième indication que j'ai signalée.

« J'ai beaucoup insisté dans mes publications antérieures (voy. « *Gazette médicale de Strasbourg* et *De l'insensibilité produite* « *par le chloroforme et par l'éther pendant les opérations chi-* « *rurgicales ;* Paris, in-8°, 1848) sur une différence capitale des « effets du chloroforme et de l'éther

« Les phénomènes anesthésiques vont en diminuant dès que l'on « cesse l'emploi de l'éther, et l'on reste ainsi maître des accidents. « Il n'en est pas de même avec le chloroforme, et l'on ne possède « pas de moyens certains d'en arrêter les effets ni d'en empêcher « l'aggravation. En voici un exemple remarquable :

« Un jeune enfant de neuf à dix ans était atteint d'une luxation « du pouce ; je le soumets aux inspirations du chloroforme ; l'in- « sensibilité s'établit rapidement, les bras soulevés retombent sur « le lit par leur propre poids. Je fais rendre alors de l'air pur, et « je réduis la luxation. Presque aussitôt le petit malade se met à

disions « l'inexpérience et trop de hardiesse exposeraient

« son séant, se jette avec force sur un aide et cherche à le mordre. « On le contient, mais la résolution musculaire qui survient en « évite la peine. La respiration faiblit, ainsi que les battements du « cœur, la prostration est complète, et l'on est obligé de recourir « à l'emploi de l'ammoniaque et d'autres excitants pour combattre « les progrès effrayants de l'anesthésie.

« Il est indispensable de se mettre à l'abri de ce danger, et nous « ne nous bornons pas dans ce but à maintenir la régularité et la « liberté de l'acte respiratoire; nous cessons par moments les ins- « pirations du chloroforme et nous examinons si l'anesthésie se « continue. Dans le cas où la contractilité musculaire se rétablit, « on revient au chloroforme; si la résolution des muscles fait des « progrès, on reste dans l'expectation, et l'on achève pendant ce « temps les opérations.

« Nous avons employé pendant quelque temps des appareils ins- « piratoires, celui de M. Elser, de Strasbourg, dont nous nous « servions, et qui embrassait le nez et la bouche, nous donnait de « très-bons résultats. Nous avons cependant fini par y renoncer, et « nous nous bornons actuellement à l'usage d'un mouchoir ployé « carrément en long et roulé sur lui-même de manière à présenter « une cavité assez large pour loger seulement le nez et la bouche. « Deux épingles suffisent pour assujettir lâchement le mouchoir et « faciliter le libre passage de l'air. Dans un premier temps, nous « versons quelques gouttes de chloroforme sur le mouchoir pour « familiariser le malade à l'odeur de cet agent. Nous ne nous hâ- « tons pas, nous demandons quelles impressions sont ressenties « et nous attendons que la respiration, toujours accélérée par « une certaine anxiété très-naturelle, ait repris sa régularité.

« Lorsque toute crainte de spasme du larynx ou de suffocation « est dissipée, et que le malade a repris de la confiance, nous ver- « sons tout à coup douze ou quinze grammes de chloroforme sur « le mouchoir, et nous produisons ordinairement l'anesthésie dans « un temps très-court et en supprimant toute période d'excitation.

« Si l'on donne peu de chloroforme à la fois mêlé à beaucoup « d'air, on doit redouter des phénomènes d'agitation et de violence « très-pénibles. Les malades crient, gesticulent, se débattent, « effraient les assistants, retardent l'opération et paraissent ensuite « beaucoup plus fatigués. Nous avons cité un cas dans lequel l'a-

« à de terribles regrets [1]. »

Il ne saurait donc plus exister le moindre doute à cet égard. La limite la plus extrême de la résistance vitale chez l'homme ne dépasserait pas quelques minutes si les vapeurs chloroformiques étaient pures, puisqu'à l'asphyxie, causée par le défaut d'air, se joindrait l'action stupéfiante et directement toxique de l'agent anesthésique.

L'innocuité du chloroforme dépend uniquement des conditions de son emploi.

On a prétendu et l'on répète, il est vrai, qu'en raison des idiosyncrasies ou susceptibilités individuelles, quelques inspirations de chloroforme ont pu devenir mortelles.

Une extrême précision est indispensable dans des recherches si délicates. Qu'entend-on par quelques inspira-

---

« nesthésie, l'opération et le réveil avaient eu lieu en une minute « quelques secondes; et je ne crois pas possible d'obtenir de plus « remarquables résultats.

« En résumé, nous disons : le chloroforme est un agent d'anes- « thésie admirable par la rapidité et la constance de ses effets. « La chirurgie est devenue moins cruelle et plus puissante depuis « qu'on en fait usage, et il est possible, en maintenant la régula- « rité et la liberté de la respiration, et en suspendant momenta- « nément les inspirations des vapeurs de chloroforme, dès l'appa- « rition de la résolution musculaire, de mettre les malades à l'abri « des accidents. Nous sommes loin cependant de vouloir inspirer « une confiance téméraire dans nos préceptes. Les règles les meil- « leures ont besoin d'un long exercice pratique, car il nous paraît « indispensable, si l'on veut sûrement éviter les résultats à jamais « déplorables qui n'ont pas tous été signalés, de se familiariser « avec l'emploi de ce merveilleux agent et de ne jamais le confier « à des mains inattentives ou inexpérimentées. » (*Bulletins de l'Académie de médecine*, p. 249, t. XIV, année 1848-1849.)

[1] *De l'application du chloroforme et de l'éther aux opérations chirurgicales*, in-8°. Paris 1848.

tions? S'agit-il d'une ou de plusieurs inspirations? de vapeurs pures ou mêlées à l'air? pendant combien de temps et de quelle manière ont-elles eu lieu?

Nous admettons les idiosyncrasies, mais nous en restreignons beaucoup l'influence. Lorsque des enfants, des femmes, des vieillards, des personnes débiles et affaiblies par la souffrance respirent impunément 100 et 180 grammes de chloroforme, nous disons qu'une fraction de gramme ne saurait tuer. La disproportion des doses dépasserait les limites de toute idiosyncrasie, et le fait, serait-il constaté, qu'il ne constituerait, comme nous allons le montrer, ni une objection, ni un danger.

Le chloroforme est toujours mélangé à l'air atmosphérique lorsqu'on le fait inspirer. Donnez-en très-peu, mêlez-le à une très-grande quantité d'air au début de l'anesthésie, afin d'étudier le degré de susceptibilité de vos malades, si vous ajoutez foi à ces étonnantes idiosyncrasies, et vous éviterez évidemment toute surprise et tout accident.

Faut-il reconnaître que la susceptibilité de quelques personnes est telle qu'il serait impossible de les plonger dans l'insensibilité sans les exposer à périr?

Dans cette hypothèse, l'indication serait de s'abstenir dès qu'on verrait survenir des symptômes alarmants, et comme on aurait agi avec toute la circonspection et la prudence convenables, on ne pourrait jamais se trouver en défaut, ni par conséquent perdre ses malades.

C'est ainsi que nous comprenons la formule : *Le chloroforme pur et bien employé ne tue jamais.*

Une observation curieuse confirme, je crois, cette manière de voir. La confiance des hommes qui chloroforment le plus s'accroît avec leur expérience. Le médecin chargé de toutes les anesthésies de M. Fergusson partageait mon opinion sur l'innocuité du chloroforme. Notre collègue, M. le docteur Michel, professeur agrégé et chef des travaux anatomiques, m'a raconté qu'il lui était quelquefois arrivé de causer la mort des animaux sur lesquels il expérimentait avec M. le professeur Coze, mais qu'après une longue série d'épreuves de ce genre, il était parvenu à déterminer tous les degrés recherchés de l'anesthésie sans danger, et qu'il se croyait certain d'éviter aujourd'hui tout accident.

M. le professeur Simonin de Nancy, dont l'ouvrage sur l'anesthésie renferme les recherches les plus détaillées et les plus complètes, m'a écrit, il y a peu de jours, qu'il partageait ma manière de voir, et cette opinion est également celle des professeurs Textor, Heyfelder et d'autres chirurgiens renommés qui n'agissent pas aûtrement que nous.

C'est ce mot, *ne tue jamais*, qui a paru une énormité. Mais on n'y a pas réfléchi. J'avais répété constamment: Le chloroforme ne tue pas, lorsqu'on prend telle et telle précaution. S'il ne tue pas, il est clair qu'il ne tue jamais dans les conditions indiquées; c'est donc une expression de même valeur, seulement plus tranchée et plus absolue.

Avant d'aborder les faits de mort qu'on nous oppose, circonscrivons bien le débat. Il ne s'agit ici que des morts immédiates, produites pendant la chloroformisation.

La cessation des phénomènes anesthésiques fait disparaître tout danger de mort, et il n'est plus possible d'attribuer au chloroforme des terminaisons funestes survenues plusieurs jours après qu'on en a fait usage[1].

---

[1] J'ai signalé, en janvier 1848 (*loc. cit.*) quelques faits d'apparence contradictoire. Je rapportais l'histoire de quatre malades

L'anesthésie est une sorte d'ivresse dont le péril est immédiat. Sans doute, on verrait l'économie en ressentir à la longue l'influence, si le chloroforme était respiré tous les jours, et cette influence serait fort curieuse à étudier, mais l'occasion ne s'en est pas offerte, et deux ou trois chloroformisations ne laissent pas de traces appréciables.

J'insiste sur cette considération parce que des hommes très-judicieux m'ont souvent exprimé la crainte que l'organisme ne supportât pas, sans un ébranlement profond, l'anéantissement passager, mais complet de la vie de relation.

Quatre années d'expérience répondent à cette objection, et l'exemple de personnes très-âgées et très-irritables, soumises deux fois en un jour à une anesthésie prolongée, sans aucun trouble dans leur santé depuis deux ou trois années, m'ont entièrement rassuré à cet égard.

---

qui avaient succombé les dixième, dixième, onzième et vingt-huitième jours de l'anesthésie, et, sans accuser formellement le chloroforme de ces terminaisons, « qui n'eussent, disais-je, of- « fert rien de particulier, ni excité aucun intérêt en toute autre « circonstance, en raison de l'état d'extrême gravité et d'incura- « bilité des malades; » j'ajoutais qu'il y avait lieu cependant à s'en préoccuper sérieusement. Je suis convaincu aujourd'hui que le chloroforme dont je faisais alors usage n'était pas très-pur et qu'il renfermait particulièrement de l'alcool. Les vives et habituelles réactions du cœur, que j'observais, la dureté et la fréquence du pouls, les irritations bronchiques ne reconnaissaient pas d'autres causes. J'aurais manqué à mes devoirs si j'avais passé sous silence de pareils phénomènes, et, au lieu de répéter faussement, comme on l'a fait, que plusieurs malades avaient expiré entre mes mains pendant l'action du chloroforme, on eût plus sagement agi en s'assurant de l'exactitude de ces assertions et en recherchant les véritables causes des accidents exceptionnels dont j'avais été témoin.

Étudions maintenant les cas de mort cités contre notre prétendu optimisme.

M. le docteur EISSEN a eu la bonté de traduire et de me communiquer un opuscule du docteur N. BEREND, publié en 1850[1].

L'auteur a rapporté quarante cas de mort dont on avait accusé le chloroforme, et en y ajoutant ceux que l'on a publiés depuis ce moment, on en formerait un total fort élevé[2].

---

[1] *Zur Chloroform-Casuistik.* Hanovre 1850.

[2] Nous citerons quelques-uns des cas le plus remarquables :

1er CAS. *Hannah Greener*, fille de quinze ans, du village de Winiaton, à cinq milles de Newcastle-upon-Tyne. — *Jour :* le vendredi 28 janvier 1848. — *Maladie :* onyxis au gros orteil droit. — *Application antérieure d'anesthésiques :* trois mois auparavant, le 26 octobre 1847. Éther sulfurique pour l'opération analogue à gauche. — *Durée de l'inspiration :* à peu près une demi-minute. — *Procédé :* un mouchoir tenu devant la bouche. — *Quantité aspirée :* à peu près un gros. — *Position du corps :* assise. — *Temps écoulé jusqu'à la mort :* deux à trois minutes. — *Opérateur :* le docteur LLOYD, de Newcastle. — *Chargé de l'application du chloroforme :* le docteur MEGISSON.

Autopsie, vingt-six heures après la mort : Le *sang* est de couleur foncée et très-liquide ; le *cerveau* montre extérieurement et intérieurement quelques traces de congestion ; les ventricules contiennent plus de sérosité qu'à l'ordinaire ; l'épiglotte très-rouge à son sommet ; le larynx présente sa muqueuse congestionnée avec des taches vasculaires ; le poumon n'est point affaissé, sensiblement congestionné, emphysématique sur les bords. L'intérieur contient, ainsi que les bronches, du sang écumeux mêlé à des mucosités. Le cœur est sain et contient du sang noirâtre et très-liquide. Les organes du bas-ventre sont sains ; cependant le foie, la rate et les reins offrent des traces de congestion *.

2e CAS. *Samuel Benett*, trente-six ans, à Londres. — *Jour :*

* Voy. LONDON MEDICAL GAZETTE, febr. 1848, p. 214 et suiv.

Comment doit-on s'expliquer de pareils malheurs? Les discussions engagées à ce sujet ont toujours été remplies de sous-entendus et de réticences. Personne n'osait exprimer

---

17 février 1849. — *Opération :* amputation d'un orteil gangréné. — *Opérateur :* W. Brown. — Pas d'usage antérieur d'un anesthésique. — *Quantité inhalée :* d'abord une demi-once; après deux heures encore une demi-once (à peu près 12 grammes). — *Procédé:* un mouchoir présenté et éloigné alternativement du nez et de la bouche. - *Temps écoulé jusqu'à la mort :* après la seconde inhalation dix minutes.

Ici le malade ne fut pas rendu insensible par la première inspiration ; il entra dans un état d'exaltation, et, comme on n'avait pas assez de chloroforme, il se passa deux heures avant qu'on pût se procurer une nouvelle provision, temps pendant lequel le malade revint à l'état normal et s'entretint avec les assistants.

Autopsie. Crâne : peu de sang dans les sinus. Les vaisseaux des méninges partiellement remplis; la pie-mère légèrement injectée; la masse cérébrale sablée. Organes respiratoires : la muqueuse trachéale et bronchique couleur lie de vin, contenant de l'écume roussâtre. Sang dans la cavité pleurale. Le poumon sain et crépitant, mais pléthorique et de couleur noirâtre. Cœur grand, mais affaissé. Les ventricules minces; les oreillettes vides; la membrane interne injectée. Sang dans les ventricules, dans chacun une demi-once, très-liquide et veineux. A la naissance de l'aorte, taches athéromateuses. Bas-ventre : congestion couleur lie de vin de la membrane externe des intestins; veines de l'estomac remplies de sang. Foie grand, couleur plombée, riche de sang veineux, friable. Rate congestionnée, foncée, friable. Reins congestionnés, colorés comme du sang noir*.

3e cas. *J. Verrier*, dix-sept ans, à l'Hôtel-Dieu de Lyon. — *Jour:* 31 janvier 1849. — *Opération* (projetée, mais non exécutée) : amputation d'un doigt pour nécrose d'une phalange avec suppuration, fistules et fongosités des deux articulations. —

*The Lancet, 24 février 1849. — Gaz. méd. de Paris, 10 mars 1849, p. 175. — Neue Zeitung für Mediz. u. Medicinal-Reform, nº 27, 2 avril 1849.

sa pensée et dire : le chloroforme n'a probablement pas été employé avec toutes les précautions convenables. C'eût été se faire accusateur et on refuse un pareil rôle.

Opérateur : le docteur BARRIER, chirurgien en chef de l'Hôtel-Dieu de Lyon. — *Quantité inspirée :* 6 à 8 grammes. — *Procédé :* une compresse très-fine, qui laisse facilement passer l'air atmosphérique, est étendue sur la face. On laisse tomber le chloroforme goutte à goutte sur la partie qui correspond aux narines. — *Position :* horizontale. — *Durée des inhalations :* un peu plus de cinq minutes. — *Temps écoulé jusqu'à la mort :* au plus six à sept minutes.

Autopsie : Sang liquide partout. Crâne : les sinus contiennent beaucoup de sang liquide, point de caillots. Cerveau sain. Poumons affaissés extérieurement et intérieurement, de couleur ardoisée. Tissu normal. Cœur flasque, ne contenant ni sang, ni bulles d'air ; point de caillots, si ce n'est à la valvule d'Eustache. Bas-ventre : rien de notable*.

4e CAS. *Mme Labrune*, trente-trois ans, à Langres. — *Jour :* 23 août 1849. — *Opération* (projetée, mais non exécutée) : extraction d'une molaire. — *Chargé de l'administration du chloroforme :* M. A. DE CONFERVON, médecin en chef à l'hôpital de Langres. — *Position :* probablement assise. — *Particularités :* émotions assez vives avant l'opération, circonstance ignorée par le médecin. — *Usage antérieur d'un anesthésique :* l'année 1848, avec succès. — *Quantité employée :* moins d'un gramme. — *Procédé :* la malade porte elle-même sous le nez une mèche de coton, imbibée de chloroforme, placée sur son mouchoir. — *Durée de l'inspiration :* à peine une minute. — *Cessation de la vie :* d'une manière foudroyante pendant l'inhalation.

Autopsie, trente-huit heures après la mort : Le sang partout noir et liquide. Crâne : les méninges riches de sang ; les veines de la base du crâne contenant toutes des bulles d'air, remplies, ainsi que les sinus, de sang noir et liquide ; substance cérébrale saine ; incisée, elle laisse échapper des gouttes de sang noir ; beaucoup de sérosité à la base du crâne et dans le canal vertébral. Les

*GAZ. MÉD. DE PARIS, no 7, 17 fév. 1849, p. 115. — UNION MÉDICALE, fév. 1849. — ARCHIVES GÉNÉRALES DE MÉDECINE, avril 1849.

N'est-il donc pas possible, en s'isolant dans la science, et en se dégageant de toute préoccupation individuelle, de rechercher quelles fautes ont pu être commises?

---

poumons crépitants et de couleur ardoisée. Le cœur flasque; point de caillots; dans l'oreillette gauche du sang noir, liquide, contenant des bulles d'air. Cavité abdominale. Beaucoup de gaz; pas d'investigation ultérieure*.

5e CAS. *Mrs. Martha G. Simmons*, trente-cinq ans dix mois, à Cincinnati (États-Unis). *Jour :* 23 février 1848. — *Opération :* extraction de racines de dents. — *Opérateurs :* les dentistes MEREDITH et SEXTON. — *Quantité de chloroforme :* inconnue. — *Procédé :* avec l'appareil de MORTON. — *Durée des inhalations :* une minute à une minute et un quart. — *Position :* assise. — *Temps écoulé jusqu'à la mort :* pas bien déterminé, entre deux et dix minutes. — *Particularités :* mère de six enfants, le dernier âgé de huit semaines qu'elle nourrit; ayant fait un chemin de trois quarts de mille pour se rendre chez le dentiste. Le chloroforme employé avait une pesanteur spécifique de 1.3, contenait un peu d'alcool, *mais passait en somme pour être bien préparé*. Il avait servi dans beaucoup de cas antérieurs sans aucun inconvénient.

Autopsie, vingt-six heures après la mort : Face postérieure du cadavre, livide. Rigidité prononcée. Figure pâle. Lèvres livides. Écume sanguinolente sur les lèvres. Raie rougeâtre traversant la cornée. Sang : partout liquide et noir ; point de caillots. Forme microscopique des globules altérée. Crâne : vaisseaux de la dure-mère injectés, sinus contenant des bulles d'air. Cerveau normal. Poitrine : la plèvre très-injectée; sa cavité gauche contient deux onces, sa cavité droite six gros de sérosité sanguinolente. Le poumon légèrement congestionné, crépitant partout; muqueuse bronchique, foncée. Cœur flasque; les cavités vides; la surface interne tachetée. Six gros de sérosité sanguinolente dans le péricarde. Abdomen : l'estomac contient des aliments à moitié digérés. Le foie est pâle. Hypérémie des reins. Aucune trace de maladie antérieure du bas-ventre. La membrane interne de tous les vaisseaux sanguins de couleur foncée et tachetée. L'aorte,

*GAZ. MÉD. DE PARIS, 20 oct. 1849, no 42, p. 810.

Nous abordons le sujet avec d'autant plus de liberté, que nous avons signalé dernièrement un cas dans lequel nous avions manqué perdre un malade par suite d'une

---

l'artère pulmonaire et la veine cave supérieure sont vides; la veine cave inférieure contient un peu de sang*.

6e CAS. *John Griffith,* trente et un ans, à New-York. — *Opération :* extirpation de deux tumeurs hémorrhoïdales externes et ligature d'une interne. — *Opérateur :* le docteur GORDON BUCK, chirurgien de l'hôpital de New-York. — *Jour :* 19 janvier 1849. — *Quantité employée :* à peu près 3 gros. — *Procédé :* serviette appliquée sur la bouche et sous le nez. — *Durée de l'inspiration :* pas indiquée. — *Temps écoulé jusqu'à la mort :* à peu près dix minutes. — *Usage antérieur :* chloroforme au mois de décembre 1848, avec succès. — *Position :* couché sur le dos, la tête élevée. — *Particularités :* devait être opéré du phymosis pour des chancres du prépuce. Cette opération ne fut pas exécutée, parce que le malade expira avant.

Autopsie : Crâne : Les vaisseaux de la dure-mère et de la surface du cerveau sont peu congestionnés. Le cerveau est sain, *mais il exhale une odeur doucereuse analogue à celle du chloroforme.* Poumon : assez congestionné, laissant échapper beaucoup d'écume à l'incision, *exhalant la même odeur que le cerveau.* Cœur grand, flasque, entièrement vide. La substance du ventricule gauche est plus molle qu'à l'ordinaire. Point de caillots dans les vaisseaux. Abdomen : aucune trace de congestion dans les viscères**.

7e CAS. J., une jeune dame d'une vingtaine d'années, de santé florissante, à Berlin. *Jour :* le 12 novembre 1849. — *Opération* (projetée, mais non exécutée) : extraction de dents. —

---

*LONDON MED. GAZETTE, july 1848, p. 79 (d'après WESTERN LANCET et PHIL. MED. EXAM., april 1848 : *Report of the principal facts connected with a fatal case of chloroform-inhalation wich occurred in Cincinnati in the United States, on the 23 february 1848*).

**LONDON MED. GAZETTE, april 1849, p. 681 (*Effects of chloroform and strong chloric ether as narcotic agents. By* JOHN C. WARREN, *M. D. one of the Surgeons of the Massachusets general hospital*). — GAZETTE DES HÔPITAUX, 20 sept. 1849.

inattention dans l'emploi du chloroforme. Ne nous est-il pas permis d'admettre que d'autres ont pu se trouver dans des conditions semblables, sans leur adresser pour cela

---

Opérateur : le dentiste W. — *Quantité inhalée :* 28 à 37 gouttes dans trois fois. — *Procédé :* un morceau d'éponge de trois quarts de pouce, recouvert d'une serviette, présenté sous les narines. — *Durée des inspirations :* indéterminée. — *Cessation de la vie :* après deux ou trois inspirations de l'inhalation répétée pour la troisième fois. — *Position :* assise.

Autopsie, cinquante heures après la mort : Signes de putréfaction. Point de rigidité cadavérique. Écoulement de sang liquide par les narines. Le sang est foncé et liquide. Crâne : les méninges presqu'exsangues. Bulles d'air dans les grandes veines. Le cerveau livide, point congestionné. Les ventricules presque vides. Le plexus choroïde pâle. Signes de putréfaction à la base du crâne. Les sinus transverses pleins de sang, les autres presque vides. Organes respiratoires : le larynx et les trachée-artères de couleur rouge brunâtre par la putréfaction, sans écume sanguinolente. Les deux poumons crépitants, contenant peu de sang de couleur foncée. Cœur flasque, aplati. Toutes les cavités ainsi que les artères coronaires vides, intérieurement une teinte de putréfaction d'un violet sale. Abdomen : le foie exsangue. Vésicule du fiel vide. La rate et les reins très-remplis de sang couleur de jus de cerises. Le péritoine et l'épiploon sont exsangues*.

8e CAS. (Maladie organique du cœur.) *William Bryan*, vingt-trois ans, à la Jamaïque. — *Jour :* 20 janvier 1850. — *Opération :* non indiquée et à ce qu'il paraît non exécutée. — *Opérateur :* Jos. MARQUATTI, chirurgien du *Public hospital* de Kingston. — *Quantité employée :* un gros. — *Position :* horizontale. — *Procédé :* application d'une éponge sur la bouche et le nez, de façon cependant à ce que l'air atmosphérique pût pénétrer. — *Durée des inhalations :* non indiquée. — *Cessation de la vie :* pendant ou immédiatement après les inhalations.

Autopsie, vingt-deux heures après la mort. Le sang partout

* WOCHENSCHRIFT FÜR DIE GESAMMTE HEILKUNDE, herausgegeben von CASPER, 1850, n° 1-4.

aucun reproche, puisqu'au milieu des mille détails d'une opération, le chirurgien qui n'a pas un aide sûr et très-exercé, est excusable de perdre de vue un instant l'inhala-

---

liquide, sans aucune trace de caillot. *Cavité crânienne :* les téguments congestionnés. Le sinus transverse laisse échapper du sang épais. Les méninges, congestionnées fortement. Pont de varole et moelle allongée plus rouges qu'à l'ordinaire à l'incision. Les origines des nerfs à la moelle allongée finement injectées. La substance blanche très cendrée. Plus de sérosité qu'à l'ordinaire dans les ventricules.

Organes respiratoires : L'épiglotte est rougie à son sommet et déprimée. La trachée et les bronches vivement injectées. La muqueuse du larynx d'un rouge foncé. Les poumons, surtout à la surface postérieure, hypérémiés. *Cœur :* Dégénérescence graisseuse du ventricule droit qui est flasque et mince. Sang noir et liquide dans la cavité droite du cœur. Le ventricule gauche est dans le même état, cependant à un degré moindre que le droit. Les valvules aortiques petites et cartilagineuses à la base. *Abdomen :* Le foie, volumineux, est surchargé de sang noir. La rate est friable et ressemble à un sac rempli de caillots de sang noir. Estomac injecté fortement à l'extérieur et à l'intérieur. Les reins contenant du sang noir*.

9e CAS. (Maladie du cœur et du foie.) *Walter S. Badger*, vingt-deux ans, à Londres. — *Jour :* 30 juin 1848. — *Opération :* extraction de dents. — *Opérateur :* le dentiste JAMES ROBINSON. — *Durée des inhalations :* une minute. — *Position :* assise. — *Procédé :* un appareil contenant une éponge. — *Quantité inhalée :* un gros et demi. — *Temps écoulé jusqu'à la mort :* une minute.

Les résultats de l'autopsie sont analogues aux cas déjà relatés ; seulement on trouve une dégénérescence graisseuse des deux ventricules du cœur qui est pâle et flasque et contient des caillots de sang noir. Le foie pèse huit livres et offre également une dégénérescence graisseuse**.

10e CAS. (Hypertrophie du foie et adhérence du poumon droit

*EDINBURGH MONTHLY JOURNAL OF. MED. SCIENCES, april 1850, p. 377.
**THE LANCET, 8 july 1848.

tion chloroformique, et est alors exposé à s'apercevoir, malheureusement trop tard, qu'une infraction à la prudence a été commise?

Ajoutons que l'on n'a pas toujours eu les moyens de constater la pureté du chloroforme et qu'il n'y a pas en-

---

dans la plèvre). *Mlle Marie Stock*, trente ans, à Boulogne-sur-Mer. — *Jour :* 26 mars 1848. — *Opération :* ouverture d'un abcès de la cuisse droite. — *Opérateur :* le docteur Gorré, chirurgien en chef de l'hôpital de Boulogne. — *Quantité employée :* douteuse ; d'après Gorré 15 à 20 gouttes, d'après les procès-verbaux 5 à 8 grammes. — *Position :* assise. — *Procédé :* un mouchoir tenu sous le nez. — *Durée des inspirations :* tout au plus une minute. — *Cessation de la vie :* foudroyante, lorsque l'incision fut commencée.

L'autopsie, vingt-sept heures après la mort, présente de plus particulièrement remarquable la grande liquidité du sang, qui est de couleur noire et contient beaucoup de bulles d'air, notamment dans les veines de la surface du cerveau, dans les veines pulmonaires, dans la rate, dans les veines saphène et crurale et dans la carotide droite. Le foie est très-volumineux, de couleur foncée et contient beaucoup de sang noir, liquide, très-chargé de bulles d'air *.

11e cas. (L'autopsie n'ayant pas été faite, l'état antérieur du malade reste indéterminé.) *John Shorter*, quarante-huit ans, à Londres. — *Jour :* 10 octobre 1849. — *Opération :* extirpation d'un ongle. — *Opérateur :* Samuel Solly, chirurgien de l'hôpital Saint-Thomas. — *Quantité employée :* un gros. — *Position :* horizontale. — *Procédé :* un appareil contenant une éponge. — *Durée des inspirations :* deux ou trois minutes. — *Cessation de la vie :* six à sept minutes après le commencement des inspirations **.

Nous pourrions ajouter à ces onze cas les vingt-neuf autres de M. Berend et ceux que la science a recueillis depuis 1850 ; mais comme nous n'y trouverions pas de détails plus instructifs, nous n'avons pas cru devoir en multiplier ici le nombre.

* Gaz. méd. de Paris, 8 juillet 1848, nos 28 et 46.

** London med. Gazette, novemb. 1849, p. 757.

core de règles généralement acceptées pour le meilleur mode d'administration de cet agent anesthésique.

Il a donc pu survenir des accidents dont il serait complétement injuste d'accuser les chirurgiens, et ces accidents, loin d'inspirer une terreur exagérée, doivent conduire à un sentiment opposé, puisque les causes en étant recherchées et connues, seront dorénavant évitées. Tel est le travail à poursuivre, et au lieu de se borner à gémir sur de déplorables malheurs, il faut résolument en étudier et en découvrir les conditions occasionnelles pour en bannir à jamais le retour.

Telle a été l'opinion de MM. VELPEAU et ROUX [1] dans la

---

[1] Voici les paroles de MM. VELPEAU et ROUX :

« M. VELPEAU : Il y a dans le fait dont on vient d'entendre la « lecture deux choses à considérer, le fait lui-même et la consé« quence qu'on en tire. Le fait est singulier, insolite et d'autant « plus extraordinaire qu'en général ce n'est pas 15 ou 20 gouttes « de chloroforme qu'on met sous le nez des personnes qu'on pré« pare aux opérations de la chirurgie, c'est ordinairement 8, 10, « 12 grammes. Et cependant il n'en résulte aucun accident de quel« que importance. Et remarquez que les faits se comptent aujour« d'hui par milliers. Il ne se fait pas une opération dans les hôpi« taux sans inspiration de chloroforme, et le chirurgien voudrait « repousser ce moyen qu'il ne le pourrait pas, car les malades le « réclament avec instance. Le chloroforme est, dis-je, sans acci« dents, excepté peut-être quand on en prolonge trop longtemps « l'usage; encore, dans ce cas, les moyens employés pour rappe« ler les malades à eux, y sont-ils pour quelque chose.

« Je ne suis donc pas bien convaincu que la mort de la malade « soit tout entière du fait du chloroforme. M. GORRÉ l'attribue à « une syncope. Il parle encore de l'introduction de l'air dans les « veines. J'avoue que cette introduction me paraît peu probable ; « d'une part il n'y a pas eu division d'une veine importante, et de « l'autre l'opération se faisait à la cuisse, très-loin par conséquent « du centre de la circulation. A l'ouverture, dit-il, on a trouvé une « grande quantité d'air dans les vaisseaux. Cela n'a rien d'éton-

discussion académique de l'observation de M. GORRÉ. Ces savants maîtres ont cherché par d'habiles ménagements à sauvegarder le chloroforme sans incriminer en aucune manière la conduite de leur honorable confrère, conduite évidemment à l'abri de tout reproche judiciaire, et nous ajouterons que M. GORRÉ était digne d'éloges par la franchise et la loyauté scientifique de sa communication.

Toutes les autres observations de mort causée par le chloroforme sont à peu près la répétition de la précédente. Les malades périssent en quelques minutes et sous l'influence de doses très-minimes de l'agent anesthésique.

Comme on peut invoquer, pour expliquer ces faits malheureux, l'idiosyncrasie, les affections et complications concomitantes, des syncopes subites, l'entrée de l'air dans

---

« nant, l'ouverture n'a été faite que vingt-quatre heures après la « mort, et au mois de mai, par un temps assez chaud. Peut-être y « a-t-il eu une simple coïncidence, coïncidence malheureuse sans « doute; mais aussi tous les chirurgiens savent qu'il n'y a pas d'o- « pération, si légère qu'elle soit, qui ne puisse occasionnellement « causer la mort. J'aime mieux cette interprétation que celle de « M. GORRÉ. Autrement il faudrait renoncer absolument à l'usage « du chloroforme dans toutes les opérations de la chirurgie grandes « et petites.

« M. ROUX : M. VELPEAU a dit une partie de ce que je me pro- « posais de dire; car il paraît que nous avons reçu les mêmes im- « pressions de cette lecture. Et d'abord, je le déclare, s'il était « avéré que le chloroforme peut, de près ou de loin, directement « ou indirectement, compromettre les jours des opérés, il faudrait « y renoncer sans hésiter, non-seulement dans les petites opéra- « tions, mais aussi et plus encore dans les grandes; car il n'est « jamais permis au chirurgien d'ajouter au danger des opérations le « danger des procédés. Mais je l'avoue, les doutes exprimés par « M. VELPEAU sur la cause de la mort du malade de M. GORRÉ, « je les partage et je répète « qu'il a été fait un si grand nombre « d'opérations avec le secours du chloroforme, et ces opérations

les veines, les quantités et la qualité du chloroforme, la durée de l'anesthésie, la défectuosité des appareils, les vices du mode de chloroformisation, nous passerons en revue chacun de ces points en nous efforçant d'en tirer d'utiles indications.

A. *Quelle est l'influence des idiosyncrasies?* Nous n'admettons pas qu'il existe certains états de l'organisme impossibles à prévoir et à reconnaître, dans lesquels le chloroforme foudroie presqu'instantanément les malades. Les seules différences nous paraissent consister dans le plus ou moins d'irritabilité des muscles du larynx, dans une disposition plus grande aux syncopes ou aux congestions cérébrales, et nous croyons qu'il est important d'accorder une attention sérieuse à ces prédispositions.

« ont été si heureuses qu'il y aurait de l'imprudence à condamner « un moyen si précieux, pour un malheur auquel il est peut-être « étranger. Je me demande toutefois si la manière dont M. GORRÉ « emploie le chloroforme est exempte de tout inconvénient ; il le « répand sur un mouchoir ou sur une éponge qu'il applique sous « le nez. Le malade respire donc le chloroforme sans air, au lieu « qu'avec les appareils, l'air se trouve toujours mêlé aux vapeurs « du chloroforme. D'un autre côté, je me demande si l'air extérieur n'aurait pas pénétré dans les veines, non par les veines « de la cuisse, mais par les veines pulmonaires qui se seraient « rompues dans les efforts de la respiration. Que l'air pénètre « ainsi : c'était une conjecture de MORGAGNI. BICHAT la partageait. Un jour, il y a bien longtemps, je faisais avec BICHAT « l'ouverture d'un cadavre ; en ouvrant le crâne, nous fûmes frappés de la quantité d'air répandu dans les sinus et dans les veines. « Nous nous informâmes de la profession de cet homme, et nous « apprîmes que c'était un cordonnier, lequel était mort subitement « en faisant un grand effort. BICHAT supposa que dans cet effort, « l'air s'était introduit dans le système veineux. Pourquoi n'en « serait-il pas de même du malade de M. GORRÉ ? » (*Bulletin de l'Acad. de méd.*, p. 1154, t. XIII, années 1847, 1848.)

Nous voyons certains malades respirer le chloroforme sans aucune fatigue, sans la moindre toux, et leurs inspirations devenir même plus larges et plus profondes, comme s'ils sentaient instinctivement le besoin d'un plus grand volume d'air pour compenser la quantité d'oxygène remplacée par les vapeurs anesthésiques.

D'autres, au contraire, supportent difficilement l'impression du chloroforme. La fréquence et la brièveté de l'acte respiratoire, la toux, l'occlusion spasmodique du larynx montrent le danger de cet état. Il suffit néanmoins de le reconnaître pour le conjurer en augmentant les proportions de l'air que l'on peut donner pur pour plus de sûreté.

Nous attribuons particulièrement ces effets à l'irritabilité de la muqueuse laryngée, car dans un cas où nous faisions inspirer le chloroforme directement par les bronches, à la suite d'une trachéotomie pratiquée pour permettre l'extraction d'une tumeur de l'arrière-bouche, l'anesthésie fut rapide et complète, sans que le malade parût s'en apercevoir.

Les congestions cérébrales reconnaissant les mêmes causes, seraient combattues de la même manière. Une grande expérience peut engager le chirurgien à continuer le chloroforme, malgré la turgescence de la face et la distension violente des veines jugulaires. M. Simpson en agit ainsi sur un malade atteint de plaie de tête et de luxation du bras, qu'il eut l'extrême obligeance de vouloir bien anesthésier en présence de nombreux confrères et des élèves de notre clinique. En peu de minutes, un ronflement sonore et la résolution musculaire nous apprirent que le moment de l'opération était arrivé, et le bras fut réduit avec une extrême facilité; mais, si l'on n'avait pas une grande habitude du chloroforme, on devrait se tenir sur ses gardes et pécher plutôt par timidité que par excès de hardiesse. Ce conseil nous paraît également applicable aux cas où l'excitation est considérable. En général, cette période manque chez les enfants, chez les femmes et chez les hommes soumis aux inhalations régulières et progressives d'un chloroforme parfaitement pur; cependant il faudrait, je crois, les interrompre, si l'agitation se compliquait d'anxiété respiratoire et de congestion cérébrale; on reviendrait ensuite au chloroforme et l'on éviterait les accidents. Nous avons cru remarquer que les individus vigoureux, habitués à l'usage des alcooliques, étaient plus réfractaires et exigeaient de plus grandes doses de l'agent anesthésique. Ce n'est qu'une simple particularité.

Si, malgré toutes les précautions indiquées, on trouvait du danger à continuer l'emploi du chloroforme, je ne blâmerais nullement celui qui s'en abstiendrait, et, sans accuser son inexpérience, je le louerais d'une aussi sage réserve. L'administration du chloroforme, cet agent merveilleux et terrible comme l'a si bien dit M. FLOURENS, est un art qui exige une attention de tous les moments et beaucoup d'habileté et d'expérience, et ceux qui ont peu d'occasion de s'y exercer ne peuvent se montrer trop circonspects.

B. *Quel est le rôle des affections concomitantes et des complications ?* Des accès fréquents d'hémoptysie, un anévrisme dont la rupture serait à craindre, une attaque antérieure d'apoplexie, une laryngite avec gêne respiratoire, l'hystérie et les convulsions accompagnées de symptômes graves, seraient de véritables contre-indications à l'emploi du chloroforme, qui ne devrait au moins être donné, dans de pareils cas, qu'avec beaucoup de ménagement et par des mains très-habiles. On peut différer d'avis sur l'opportunité de l'anesthésie dans les opérations où le sang pénètre plus ou moins abondamment dans la bouche. Les ablations des os maxillaires en sont un exemple. Nous avons prouvé, par notre pratique, la possibilité de soustraire encore les malades à la douleur, malgré cette complication; mais nous ne nions pas qu'elle ne rende plus délicate la conduite de l'anesthésie. Ayant eu dernièrement à opérer une malade dont les deux arcades dentaires étaient maintenues croisées et immobiles par des adhérences profondes de la joue, nous n'osâmes pas recourir au chloroforme dans la crainte de spasmes du larynx et d'embarras respiratoires auxquels il eût été difficile de remédier chez une personne déjà atteinte d'une occlusion invincible de la cavité buccale. Quelques confrères nous trouvèrent timides, et je ne m'en défendis pas. Le danger n'était pas certain et ne se fût peut-être pas présenté, mais il me suffisait de le redouter pour ne pas m'y exposer.

C. *Une syncope ou l'entrée de l'air dans les veines ont-elles pu déterminer la mort?* Plusieurs malades ont paru succomber à une syncope, et il ne faudrait pas oublier que les dentistes ont été les plus malheureux dans l'administration du chloroforme. Nous n'attribuons nullement ce résultat à leur inexpérience, puisque beaucoup d'entre eux avaient habituellement recours aux anesthésiques, mais nous pensons que l'usage de chloroformer les malades assis a été une des causes de ces catastrophes. C'est une règle aujourd'hui généralement adoptée de placer les patients dans une position horizontale ou de les y ramener dès que la pâleur de la face et la petitesse du pouls indiquent une imminence syncopale, état dont nous n'avons pas, au reste, été encore témoin.

Nous avons vu que MM. Roux et Piorry, se fondant sur des observations nécroscopiques, ont admis la possibilité de l'introduction de l'air dans les veines. Nous n'avons pas à discuter cette opinion ; mais, en la supposant vraie, on devrait d'autant plus éviter toute excitation et toute gêne respiratoire, puisque de violents efforts sont regardés comme la cause nécessaire de cet accident.

D. *Le danger est-il en proportion des quantités de chloroforme inspirées ?* L'expérience a complétement résolu cette question. Tous les cas de mort connus ont été occasionnés par de très-petites doses de l'agent anesthésique, tandis que l'on n'en a pas observé une seule terminaison funeste chez les malades soumis à l'influence de doses comparativement énormes. Nous avons eu de nombreux exemples de l'innocuité d'anesthésies pour lesquelles 100, 150 et 182 grammes de chloroforme avaient été employés, et il faut évidemment chercher ailleurs la cause des accidents.

E. *Importance de la pureté du chloroforme.* On ne saurait contester l'action dangereuse et délétère des altérations du chloroforme. M. Simpson avait le premier étudié cette question et en avait montré la gravité. La présence de l'alcool est la principale raison de l'excitation présentée par les malades. Un pharmacien interne des hôpitaux de Paris a montré que le chloroforme, dont on faisait usage sous ses yeux, occasionnait par son contact des phyctènes à la peau. Il est certain qu'une pareille substance introduite dans les bronches devait y être très-mal supportée. Des huiles chlorées encore peu connues paraissent exercer une action toxique plus redoutable encore. Le chloroforme longtemps conservé devient presque toujours acide, ce qui en démontre l'altération. Il faut donc, en cas de doute et en attendant des moyens d'analyse plus perfectionnés, ne faire usage que de chloroforme neutre, transparent dans l'eau, et incolore malgré son mélange à une égale proportion d'acide sulfurique (Hepp, *Gaz. méd. de Strasbourg*, septembre 1851).

F. *La durée de l'anesthésie est-elle une cause d'accidents?* Les exemples de terminaisons funestes, survenues après quelques minutes d'emploi du chloroforme, devaient faire supposer que le danger augmenterait en proportion de la durée de l'anesthésie. L'observation n'a pas confirmé cette prévision. On ne connaît pas de cas de mort à la suite d'inhalations prolongées, et les malades soumis aux plus longues opérations pendant des périodes d'insensibilité continuées une heure et beaucoup plus, n'ont présenté aucun symptôme alarmant. Cette remarque est très-importante, parce qu'elle démontre le peu d'influence des quantités consommées de chloroforme et de la durée de l'anesthésie, et qu'elle conduit à mettre hors de doute le précepte fondamental de veiller essentiellement à l'intégrité de l'acte respiratoire. Nous dirons seulement que les vomissements immédiats que l'on observe fréquemment nous ont paru se continuer plus longtemps après les anesthésies de longue durée, et quelques-uns de nos malades fort affaiblis, il est vrai, ont vu leurs vomissements se répéter plusieurs fois pendant vingt-quatre et quarante-huit heures.

G. *Influence des appareils et du mode de chloroformisation.* Le plus grand danger du chloroforme consiste, comme nous le répétons depuis quatre ans, dans son mode d'administration. Il nous paraît incontestable que la rapidité avec laquelle on produit l'anesthésie dépend souvent de la faible quantité d'air accordé aux malades. On verse le chloroforme sur une compresse épaisse que l'on applique avec force sous le nez et sur la bouche, on prévient ou l'on fait ainsi disparaître assez rapidement la période d'excitation, et la perte de connaissance se produit, mais je crois que l'asphyxie détermine en partie ces effets, et je considère ce procédé comme très-périlleux.

Je ne saurais non plus approuver ceux qui domptent par la force la résistance de leurs malades, et prolongent pendant ce temps les inhalations à doses plus élevées. On réussit, sans aucun doute, dans le plus grand nombre des cas, et la confiance s'en augmente; mais on s'expose à un malheur que ne rachètent pas les regrets les plus cuisants. L'éponge appuyée sur l'ouverture des voies respiratoires nous paraît également à rejeter ainsi que tous les appareils au moyen desquels la bouche seule est chargée des inspirations. Nous avons rencontré des personnes dont la respiration devenait très-gênée dès qu'elles étaient empêchées de l'accomplir par le nez, et cette gêne naturelle serait manifestement aggravée par l'action des vapeurs anesthésiques.

Nous avons vu divers chirurgiens anglais se servir de leur étoffe charpie, fortement maintenue sur le nez et la bouche, et imbibée de chloroforme pour déterminer l'anesthésie. Ce procédé est peu dangereux, parce que l'air passe très aisément au travers du tissu, mais le tort consiste, selon nous, à contenir violemment les malades et à ne leur accorder aucun répit, quelle que soit leur agitation. Nous n'insisterons pas, ici, sur les règles que nous avons adoptées, on les trouvera dans nos précédentes publications et en particulier dans notre article de ce journal du 20 septembre 1851[1]. Nous les résumons, comme au premier jour, en disant : maintenir l'intégrité, la normalité de l'acte respiratoire.

Examen des faits opposés à notre doctrine. On connaît les réponses de MM. Velpeau et Roux aux observations de mort par le chloroforme, présentées à l'Acadé-

---

[1] « Le chloroforme est versé sur une compresse roulée, de « manière à présenter une cavité assez large pour recouvrir fa- « cilement le nez et la bouche du malade. L'autre côté de la « compresse est froncé et fixé lâchement par une épingle pour « ne pas empêcher complétement le passage de l'air. Le malade « ne doit pas être tenu, mais reste couché sur le dos, la tête « légèrement soulevée par un oreiller. On commence par verser « sur la compresse 1 ou 2 grammes du liquide, et on approche « le linge à quelque distance de la bouche, pour laisser le « temps au malade de s'habituer à l'odeur et à l'impression « du chloroforme. Il ne saurait arriver à personne de se lais- « ser plonger dans une perte de conscience absolue, et d'af- « fronter une opération sans une émotion plus ou moins vive. « Le chirurgien s'efforce de tranquilliser ses opérés, leur parle « doucement, leur demande quels effets ils éprouvent, leur « explique qu'ils doivent respirer naturellement et sans effort, « et qu'ils ne s'endormiront pas tout à coup, qu'il faut pour ce « résultat un temps assez long. S'il voit les malades faire des ins- « pirations précipitées, il retire entièrement la compresse et at- « tend un peu plus de calme. Bientôt la respiration se régularise « et on reprend l'usage de l'anesthésique. Lorsqu'on s'aperçoit « que les inspirations sont bien supportées et que l'émotion est « en partie dissipée, on verse largement le chloroforme sur le « linge et on cherche à en faire inspirer les plus fortes quantités « dans le temps le plus court, ce qui est le meilleur moyen de « prévenir la période d'excitation et une anesthésie trop pro- « fonde. Le succès nous a paru moins prompt chez les individus « vigoureux et habitués aux alcooliques. S'il survient du spasme, « de la gêne respiratoire, de la turgescence de la face on s'ar- « rête, puis on recommence dès que la normalité respiratoire se « rétablit. S'il y a un peu d'exaltation, des mouvements brusques,

mie de médecine. On ne parle plus de ces observations, nous ferons comme nos adversaires. Mais M. Am. Forget a particulièrement insisté sur un fait tiré de la pratique d'un de mes collègues, dont le savoir, l'habileté et l'expérience ne sauraient faire doute.

J'avais refusé à la Société de chirurgie de discuter cette

« les signes d'une ivresse bruyante sans que la respiration ni la « circulation soient gênées, on active l'action du chloroforme en « imbibant abondamment la compresse. Souvent alors le blessé « s'allanguit, ses paroles deviennent plus lentes, sa voix plus « faible, sa tête se penche sur sa poitrine, et il se renverse com- « plétement endormi sur son oreiller. Dans d'autres cas assez « rares, la compresse est repoussée. On attend que l'exaltation « diminue. Puis l'on renouvelle les mêmes épreuves. Si l'on ne « réussit pas et que le malade continue à se défendre, on essaie « seulement alors de le maintenir et de le sidérer par de grandes « doses de l'agent anesthésique. L'on n'en suspend l'usage qu'a- « près l'apparition de la résolution musculaire, lorsque les « membres soulevés retombent inertes par leur propre poids. Le « chirurgien commence alors l'opération et fait reprendre le chlo- « roforme à la moindre trace de mouvement sous l'action de ses « instruments.

« L'indication consiste à maintenir cet état d'insensibilité et « d'immobilité sans en exagérer le degré. Avec de l'intelligence « et de l'habitude, l'aide accomplit cette délicate mission d'après « des signes qui le trompent rarement, et dans tous les cas son « erreur ne doit consister qu'à ne pas chloroformer assez le ma- « lade, et jamais à porter trop loin l'anesthésie. On éloigne la « compresse tant que ne se manifeste aucune contraction muscu- « laire, mais lorsqu'un mouvement de la bouche ou des paupières « révèle le retour de la motilité, on revient à quelques inspira- « tions de chloroforme, puis on les suspend momentanément. On « écoute la respiration, on cesse lorsqu'elle faiblit pour recom- « mencer après.

« Quelquefois on a pu rester fort longtemps sans donner de « chloroforme, dont les effets étaient suffisamment persistants. » (*Gazette médicale de Strasbourg* du 20 septembre 1851.)

objection, presque personnelle, et j'aurais regardé comme une preuve de bon goût de n'y plus revenir. Il n'en a pas été ainsi; M. AM. FORGET, témoin de ma réserve, s'est imaginé qu'il triomphait, et il a reproduit la même argumentation dans un article de l'*Union* (8 novembre 1851).

Comme nous n'avons pas pour habitude de décliner aucune responsabilité, et que nos explications n'auront d'autre motif et d'autre but que la recherche de la vérité, nous les aborderons sans difficulté.

« Nous pourrions invoquer, dit M. AM. FORGET, diverses « observations contre la doctrine de M. SÉDILLOT, mais « nous préférons lui opposer un fait récent, pris sur le « théâtre où il exerce, et que j'ai déjà rappelé à la Société « de chirurgie, je veux parler de la malade de M. RIGAUD, « professeur, comme M. SÉDILLOT, à la faculté de Strasbourg. L'opération a été pratiquée dans le même hôpi« tal, et sans doute aussi, pour la chloroformisation, « M. RIGAUD s'est servi du même agent dont son collègue « fait usage, c'est-à-dire d'un chloroforme très-pur. Voici « le fait tel que le *Bulletin de thérapeutique* le reproduit « d'après la *Gazette médicale de Strasbourg*.

« Il y a six mois, dit M. RIGAUD, qu'ayant eu à opé« rer une tumeur du sein chez une femme, je la soumis « aux inhalations du chloroforme. Après quelques inspi« rations, le pouls cessa de battre tout à coup, et la ma« lade ne donna plus signe de vie. On cessa immédiate« ment les inhalations, on jeta de l'eau à la face, on fit « des frictions dans le but de la ranimer. Ces manœuvres, « faites pendant deux minutes qui nous parurent de longues « heures, amenèrent quelques mouvements faibles du « cœur, qui bientôt cessèrent et ne furent accompagnés « d'aucun mouvement de la respiration.

« Dans cette fâcheuse occurrence, j'introduisis le doigt « dans la bouche, et, le faisant glisser le long de la base « de la langue, j'accrochai l'épiglotte que je relevai, puis « je tirai la langue hors de la bouche; ce mouvement ra- « pide fut suivi d'une respiration; j'en profitai pour faire « respirer de l'ammoniaque. Mais aussitôt que j'eus aban- « donné la langue, elle rentra et la respiration cessa de « nouveau; mais cette fois je maintins la langue hors la « bouche, et la respiration continua; bientôt elle s'établit « normalement et toutes les fonctions reprirent leur acti- « vité. Après cela, je fis l'opération projetée sans chloro- « forme, et tout se passa parfaitement. »

« Ce fait, ajoute M. Am. Forget, est une énergique « protestation contre l'opinion de M. Sédillot; pour nous, « il suffirait à lui seul à en démontrer l'exagération et le « danger » (*Union*, 11 novembre 1851).

Je suis, je l'avoue, très-profondément surpris de la confusion d'idées qui permet à M. Am. Forget de m'objecter le fait précédent. Comment! l'*Union médicale* soutient la supériorité des anesthésies légères et elle s'empresse d'adopter et de faire valoir une observation où quelques inhalations de chloroforme auraient amené certainement la mort, sans le sang-froid et l'heureuse intervention de l'opérateur. Ici c'est le chloroforme qui est en cause, et, s'il était prouvé qu'il pût déterminer à si faibles doses de tels accidents, il faudrait évidemment en abandonner l'usage. Que M. Am. Forget y réfléchisse et il verra que sa propre méthode serait condamnée.

Laissons, au reste, de côté cette première considération. J'ai soutenu et je prétends encore que le chloroforme pur et bien employé ne tue jamais. J'ai indiqué les règles qui me paraissent les meilleures. Il ne suffit donc pas, pour me convaincre d'erreur, que l'agent anesthésique ait été pur; il faut qu'il ait été administré comme je le conseille et comme je le fais. M. Rigaud a-t-il indiqué quel procédé il avait suivi pour l'anesthésie de sa malade? En a-t-il décrit les divers temps et les circonstances particulières? Est-ce lui qui chloroformait ou un élève? Cet élève était-il exercé ou novice? L'a-t-on surveillé? La malade s'est-elle plainte de suffocations, s'est-elle débattue? Était-elle libre ou assujettie, parfaitement exempte de toute complication concomitante, ou sujette à quelque affection susceptible de constituer une contre-indication à l'emploi du chloroforme? Les signes imminents de la mort avaient-ils été précédés des symptômes d'une syncope ou d'une violente congestion cérébrale? Voilà ce que l'observation ne dit pas, et cependant M. Am. Forget la trouve concluante contre ma doctrine. Ne serait-ce pas la preuve que ses convictions ne sont pas très-exigeantes et qu'il a dû se sentir en bien grande pénurie d'arguments pour citer le fait de M. Rigaud comme la plus éclatante condamnation de mes idées.

Peu de lecteurs partageront cette manière de voir, et ils seront disposés, je crois, à trouver que M. Am. Forget est entré dans la lice avec beaucoup de confiance, sans doute, mais avec des armes un peu légères.

Ce n'est pas que j'attaque le moins du monde l'observation de mon honorable collègue, M. Rigaud. Cette observation est irréprochable au point de vue où elle a été recueillie. Que voulait M. Rigaud? Démontrer l'efficacité du procédé qu'il avait suivi, pour arracher son opérée à la mort. Son succès a été complet, et le savant rédacteur du *Bulletin de thérapeutique*, M. le docteur Debout, a pris soin de constater que ce n'était pas à M. Ricord qu'en revenait l'honneur, comme l'avait dit M. Rigaud, mais à ce dernier lui-même, puisque M. Ricord avait seulement conseillé d'insuffler de bouche à bouche de l'air vital dans la gorge des malades. Tous les chirurgiens ont donc accordé une grande attention au nouveau moyen de salut qui leur était offert, et ils se sont certainement promis de l'appliquer en temps opportun[1].

Je dirai, au reste, en terminant, à M. Am. Forget, pour le rassurer et tâcher de ramener à d'autres convictions un homme de sa valeur et de son talent, que s'il avait mieux connu les détails du fait dont il a parlé, il y aurait trouvé plus d'arguments favorables que contraires à ma doctrine.

---

[1] On a combattu l'imminence des accidents attribués au chloroforme par des moyens fort nombreux : un courant d'air pur, des aspersions d'eau froide sur la face, des frictions irritantes sur le front, les tempes, les apophyses mastoïdes; l'action des vapeurs ammoniacales, la titillation de la luette, l'insufflation d'air bouche à bouche, l'écartement des mâchoires, la dépression de la langue pour dégager l'arrière-bouche, la traction de la langue hors de la bouche, la respiration artificielle par des mouvements alternatifs de compression, imprimés à la poitrine; le décubitus horizontal. La saignée comme auxiliaire pourrait être essayée avec quelque avantage dans le cas où existeraient des symptômes d'asphyxie ; il faut éviter de recourir à l'ingestion dans la bouche de substances liquides, dont le contact et le passage dans les voies aériennes seraient susceptibles d'aggraver encore le danger.

On a proposé d'associer le chloroforme à l'éther, pour en rendre l'emploi moins périlleux, et dernièrement (voy. *Gazette médicale de Strasbourg*, 20 décembre 1851) un de nos anciens et meilleurs internes, M. le docteur Bourguignon, a conseillé de continuer l'anesthésie avec l'éther, après l'avoir produite au moyen du chloroforme. Ce sont là des essais à continuer, et l'on ne saurait trop encourager ces tendances à diminuer les chances de danger des anesthésiques.

Une affaire judiciaire relative au chloroforme, et dans laquelle j'ai figuré comme expert, me paraît propre à lever les derniers doutes des chirurgiens sur ce sujet.

J'en ai consigné les détails dans la note ci-jointe[1], et on les trouvera également dans le prochain numéro de

[1] M. Kobelt, officier de santé à Strasbourg, chloroforma Mme Simon et lui enleva successivement trois dents, le 10 juin 1851.

On s'aperçut après l'opération que Mme Simon avait succombé. La dose de chloroforme employée avait été de 3gr,75.

Mme Simon était d'une grande susceptibilité nerveuse, et au moment où l'on voulut la faire asseoir pour l'anesthésier, elle se leva avec exaltation, proféra diverses paroles, fit le tour de sa chambre et fut difficilement calmée. Cependant elle finit par céder aux exhortations qui lui étaient adressées, s'assit, et on lui fit respirer le chloroforme versé sur un mouchoir.

Ses bras tombèrent bientôt le long de son corps, et le chirurgien ayant cessé les inhalations, procéda immédiatement à l'extraction des dents.

Pendant ce temps, le mari de la malade alarmé de l'apparence cadavérique de l'opérée, en fit la remarque à M. Kobelt; mais ce dernier le rassura et lui dit que cet état allait se dissiper; on coucha horizontalement Mme Simon, on lui aspergea le visage avec de l'eau froide, on lui fit des frictions sur le front et sur les tempes, mais la mort était réelle et définitive.

M. Kobelt fut poursuivi pour homicide par imprudence, et la cause fut appelée le 5 décembre 1851.

Voici les faits que démontrèrent les expertises médico-légales et les dépositions des témoins :

Dix grammes de chloroforme avaient été demandés chez un pharmacien du voisinage, et 3gr,75 avaient seulement été consommés. Ce chloroforme n'était pas très-pur, il contenait de l'alcool et se colorait au contact de l'acide sulfurique.

Les inhalations d'après le témoignagne de la servante se seraient faites en maintenant le mouchoir imbibé de chloroforme à une assez grande distance du visage de la malade, et auraient duré à peine une minute; les bras seraient tombés sans mouvement et le visage aurait complétement pâli.

la *Gazette médicale de Strasbourg* où toutes les pièces du procès seront imprimées.

La responsabilité des chirurgiens serait-elle compromise par l'innocuité du chloroforme? L'objection la plus spécieuse qui nous ait été adressée a été formulée par

---

Le second témoin dit aussi que le mouchoir avait été tenu écarté de la figure.

M. Kobelt assura qu'il avait soin de laisser toujours les malades respirer librement une certaine quantité d'air pur, et qu'il avait dans ces conditions employé heureusement le chloroforme plusieurs centaines de fois.

L'autopsie révéla tous les signes de l'asphyxie, et le sang analysé renfermait une quantité très-appréciable de chloroforme.

Deux questions me furent posées :

1° La malade a-t-elle succombé à l'action du chloroforme?

Réponse : Oui, la chloroformisation a été la cause de la mort.

2° Faut-il accuser de ce résultat l'imprudence et l'impéritie de l'opérateur?

Je répondis : Il n'y a eu ni imprudence ni impéritie coupables, parce que M. Kobelt a suivi une pratique employée et recommandée par des médecins d'une grande considération, dont l'exemple et l'autorité ont dû le rassurer et suffisent pour le mettre à l'abri de tout reproche.

Je demande cependant la permission d'entrer dans quelques détails, pour rassurer l'opinion publique et montrer que la science n'est pas restée impuissante devant les dangers révélés par l'emploi du chloroforme, et qu'elle a découvert les moyens de les conjurer.

Tous les jours on remplace les procédés de l'art par d'autres procédés plus efficaces et moins périlleux. Telle est la voie du progrès, et ce sont les accidents survenus qui activent les recherches et conduisent à des résultats plus heureux. L'emploi du chloroforme ne pouvait échapper à cette loi de perfectionnement, et la grande voix de l'expérience proclame chaque jour de nouvelles précautions à prendre et de nouvelles ressources à appliquer. M. Kobelt a suivi un procédé que l'on croyait bon et qui avait réussi plusieurs centaines de fois. M. Kobelt n'est donc pas coupable, mais il est important de prouver que le mode de

M. HUGUIER. Cet habile et savant confrère s'est préoccupé de la responsabilité qu'allaient encourir les chirurgiens, si l'on admettait que le chloroforme pur et bien employé

---

chloroformisation auquel il a eu recours est vicieux, et qu'il faut l'abandonner si l'on veut se mettre à l'abri de malheurs semblables à celui qu'il a eu à déplorer.

Deux méthodes distinctes se partagent l'emploi du chloroforme.

L'une exige peu de temps et une très-petite quantité de l'agent anesthésique. Il suffit pour produire l'insensibilité de rendre les inhalations concentrées. Le malade respire peu d'air atmosphérique, et si l'on continue l'action du chloroforme sans tenir compte de la gêne respiratoire et de l'agitation des mouvements, un ronflement caractéristique se fait bientôt entendre et indique que la sensibilité et la conscience ont disparu.

Ce sont là, sans doute, de grands avantages; mais ils sont compensés par d'inévitables dangers. Quelques personnes plus irritables et plus susceptibles sont frappées d'asphyxie ou de syncope et succombent, dans le cas particulièrement où on les chloroforme assises. Ces exemples de terminaisons funestes sont très-rares et véritablement exceptionnels, mais ils ont inspiré une terreur légitime à quelques-uns de nos confrères qui, n'en connaissant pas la cause, n'ont plus osé chloroformer leurs malades. Je serais de leur avis, si l'on ne possédait pas les moyens d'éviter de si regrettables accidents. Mais ces moyens existent et constituent la seconde méthode de chloroformisation dont nous dirons quelques mots.

Dans cette méthode, on commence par faire inspirer le chloroforme mêlé à une très-forte proportion d'air atmosphérique; on maintient la régularité, la normalité de la respiration; on n'augmente que lentement et peu à peu la concentration des inhalations, et on les suspend à la moindre imminence d'accidents.

L'insensibilité est huit ou dix minutes à se produire, et on consomme de 12 à 20 grammes de chloroforme; il y a perte de temps et perte de l'agent anesthésique, mais ces inconvénients sont compensés par l'absence du danger.

Avec cette méthode on peut continuer les opérations les plus délicates pendant une heure, sans que les malades en aient con-

ne tue jamais. Il est impossible, a-t-il dit, d'assurer qu'un malheur n'arrivera pas, et vous aurez contribué à faire traduire devant les tribunaux des hommes honorables et

---

science; on consomme 100 grammes et plus de chloroforme, si on le juge nécessaire, et l'on n'a pas eu de mort à déplorer.

La question est donc tranchée: c'est à cette méthode qu'il faut recourir, et nous le faisons en toute confiance, puisque dans notre opinion le chloroforme pur et bien employé ne tue jamais.

Une objection s'est néanmoins présentée. On a dit: M. Kobelt s'est conformé à ces règles et n'en a pas moins perdu sa malade.

Nous démontrerons, facilement je crois, le peu de fondement de cette assertion.

Un des témoins a rapporté, il est vrai, que le mouchoir sur lequel on avait versé le chloroforme avait toujours été tenu à trois ou quatre travers de doigt de distance de la dame Simon. Je n'accuse pas le sentiment consciencieux de ce témoignage, mais je n'hésite pas à affirmer qu'il manque d'exactitude, et doit être attribué à une confusion de souvenirs, bien naturelle au milieu des émotions d'un tel événement.

Il est impossible d'anesthésier complétement les malades avec $3^{gr},75$ de chloroforme versés sur un mouchoir que l'on tient écarté de la figure.

Il a donc fallu que M. Kobelt ait agi autrement, ou qu'il se soit trouvé en présence de conditions tout à fait exceptionnelles. Or, cette dernière hypothèse n'est pas soutenable.

M. Kobelt avait demandé 10 grammes de chloroforme. Il en a consommé près de 4 grammes, a chloroformé lui-même la malade, l'a opérée dès l'apparition de l'insensibilité.

Jusqu'à ce moment les conditions de l'anesthésie avaient donc été semblables à celles dont il était journellement témoin. Autrement il eût été frappé par la différence des phénomènes, et au lieu d'opérer, il se fût occupé de remédier à l'imminence des accidents.

Si l'insensibilité est survenue très-promptement chez Mme Simon, malgré la très-petite quantité de chloroforme employé, sans étonner ni surprendre M. Kobelt, c'est qu'il était habitué à ces résultats, et comme il est impossible de les obtenir en chloro-

distingués, faussement accusés de maladresse ou d'ignorance.

Les craintes de M. HUGUIER me paraissent exagérées, mais ne manquent pas néanmoins d'une certaine apparence de justesse. Examinons-les sous le rapport du droit et du fait.

Comme droit, nous proclamons hautement l'irresponsabilité de l'homme de l'art dans l'exercice consciencieux de sa profession. Les fautes et les erreurs dans lesquelles

---

formant les malades à distance, nous sommes en droit d'affirmer que le mouchoir a été directement porté sous le nez de la malade, et que les inhalations ont été brusques et concentrées.

La confiance de M. KOBELT était si grande, qu'il n'a pas ajouté foi aux craintes exprimées par M. Simon, et qu'il a cru au retour prochain de la sensibilité.

Il est donc évident par la rapidité de l'anesthésie, la petite dose de chloroforme employé, et la confiance de M. KOBELT que l'on a mis en usage la première méthode dont le danger nous paraît incontestable. Nous résumons ces considérations en disant :

1° Il est regrettable que le chloroforme n'ait pas été mieux préparé.

2° M. KOBELT a employé un procédé vicieux, qui est généralement en usage et qu'il pouvait se croire autorisé à pratiquer, d'après les résultats heureux de sa propre expérience et l'autorité des hommes de l'art qui y ont encore recours.

3° M. KOBELT n'est pas coupable, puisqu'il a imité la conduite et partagé l'opinion d'hommes haut placés dans notre profession; mais cette conduite et cette opinion constituent une méthode erronée et dangereuse qu'une connaissance plus approfondie des phénomènes anesthésiques fera nécessairement abandonner.

4° Ce n'est pas le chloroforme qu'il faut accuser de la mort de Mme Simon, mais le mode vicieux d'inhalations dont on s'est servi.

A la suite de cette communication, M. l'avocat de la République a déclaré abandonner l'accusation à l'égard de M. KOBELT que le tribunal a renvoyé de la plainte.

sont tombés les praticiens les plus renommés, sont innombrables, et les plus habiles sont ceux qui en commettent le moins. La seule exigence légitime du droit est que le chirurgien ait étudié avec soin les opérations qu'il entreprend et qu'il n'ait pas négligé les indications les plus formelles. Dans cette voie, nous ne pourrions nous plaindre, et il est bien rare qu'un chirurgien instruit et prudent soit condamné.

Sous le rapport du fait, nous ne craignons pas de déclarer qu'un certain degré de responsabilité ne serait peut-être pas à repousser. Il n'y a plus de conseils médicaux; les hiérarchies ont disparu; toute autorité constituée est absente, comme l'a dit M. le professeur Roux dans son brillant discours de rentrée (1851). Nulle entrave ne surgit contre les entreprises les plus téméraires. Sans doute, j'aborde là un sujet périlleux; l'on pourrait empêcher, par esprit de routine et par haine des idées nouvelles, les progrès de l'art et les découvertes les plus utiles à l'humanité. Mais rien de pareil ne nous menace; la responsabilité publique de nos actes, la voix encore si écoutée des académies et des sociétés savantes, l'amour de nos semblables et de la science, rendent le corps médical un modèle de savoir, de prudence, de dévouement et de haute moralité. Pourquoi se préoccuper dès lors de la possibilité de soupçons et de poursuites injustes, dont la magistrature ferait prompte justice, si elle était appelée à les apprécier. Quelques sévérités exceptionnelles et regrettables ont frappé, je le sais, de très-honorables confrères; mais l'opinion publique a le plus souvent réformé ces jugements, et, si l'on compare les exemples d'intervention judiciaire aux millions de faits médicaux accomplis dans la pratique de notre art, on voit que la responsabilité est une sorte d'épée de Damoclès, qui n'atteint en réalité personne et ne devrait, dans aucun cas, imposer silence à la vérité.

www.ingramcontent.com/pod-product-compliance
Ingram Content Group UK Ltd.
Pitfield, Milton Keynes, MK11 3LW, UK
UKHW020430230726
13925UKWH00004B/1674

9 782016 176252